운동 습관 없는 당신에게
꼭 필요한 하루 5분 스트레칭

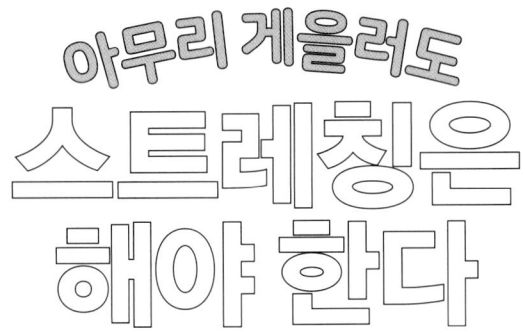

와다 기요카 지음 | 최서희 옮김

루미너스

시작하며

평소 무리하게 활동하는 것도 아닌데 '늘 몸이 무겁고 피곤하다'는 분들이 있습니다. 그런 분을 가만히 관찰해보면 공통점이 하나 있습니다. 주로 한 자세로 일하거나 몸을 잘 움직이지 않는다는 점이지요.

몸을 잘 움직이지 않으면 근육이 점차 굳고 수축됩니다. 근육이 굳고 수축되면 혈액순환과 신진대사가 나빠지고, 몸속 노폐물 역시 점점 쌓이게 되지요. 그 결과, 온몸이 붓고 결리는 증상이 나타나면서 '피로감'과 '통증'이 발생합니다.

피로와 통증은 스트레칭을 요구하는 몸의 경고입니다. 늦기 전에 몇 가지 기본 동작이라도 꾸준히 하면, 경직된 몸이 유연해지면서 피로감과 여기저기 아픈 증상이 효과적으로 개선됩니다. 몸에 활력이 생기고 기분도 좋아집니다.

그런데 건강한 몸을 위해서는 이것만으로는 좀 부족합니다. 근육을 이완하는 스트레칭(정적 스트레칭)과 함께 '동적 스트레칭'이 필요합니다. 동적 스트레칭은 몸을 리드미컬하게 움직여 근육과 관절에 자극을 주는 스트레칭을 말합니다. 동작에 따라서는 근력 운동 효과를 내기 때문에 근육을 더욱 탄력 있게 만들고 체지방까지 줄일 수 있습니다.

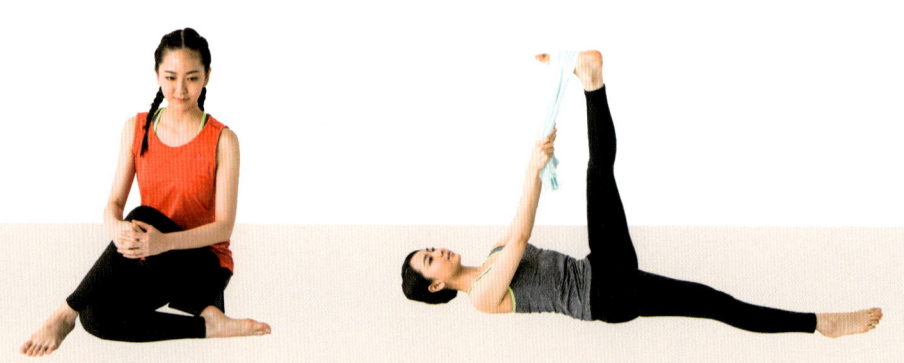

이 책에는 운동 습관이 없는 사람도, 운동을 싫어하는 사람도 바로 실천할 수 있는 50여 가지의 정적 스트레칭과 동적 스트레칭이 소개되어 있습니다. 5가지 동작으로 전신을 5분 만에 이완할 수 있는 기본 스트레칭(Part 1)을 비롯해 유연성과 근력을 향상시켜 통증을 줄이고 체지방까지 빼주는 부위별 스트레칭(Part 2), 집이나 직장에서 틈틈이 할 수 있는 틈새 스트레칭(Part 3), 기초체력과 근력을 단련해주는 스텝 업 스트레칭(Part 4)까지 목적별로 다양합니다.

스트레칭을 제대로 해본 적 없는 운동 초보자들, 굳고 아픈 몸을 유연하게 만들고 싶은데 방법을 모르는 분들, 부위별로 매일 실시할 수 있는 나만의 스트레칭 루틴을 만들고 싶은 분들, 스트레칭으로 탄력 있고 아름다운 몸매를 만들고 싶은 분들에게 추천합니다.

하루 5분이라도 내 몸에 맞게 꾸준히 한다면, 2주가 지났을 때 몸의 변화를 확실히 느끼게 될 것입니다. 몸이 굳고 뻣뻣한 사람이라면 효과는 더욱 클 것입니다.

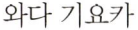

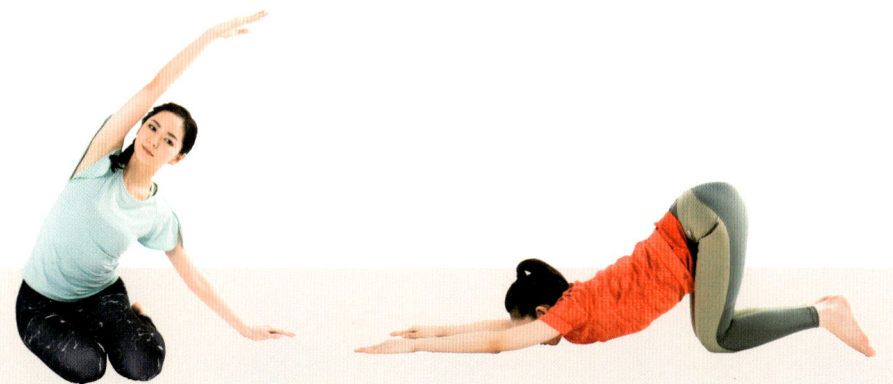

PROLOGUE

유연한 몸은 건강의 기본!
스트레칭으로 건강과 아름다움을 유지하자

좌식생활이 많은 요즘 사람들은 바르지 못한 자세와 운동 부족으로 몸이 틀어지고 약해지기 쉽습니다. 어떤 운동이든 꾸준히 해서 건강을 유지해야 하지만, 운동할 시간을 따로 내거나 운동 습관을 들이는 일은 생각만큼 쉽지 않습니다.

'운동은 귀찮고 힘들어!' 하면서 몸을 움직이지 않으면 몸은 더 굳고 망가집니다. 몸이 굳어서 혈액순환이 나빠지면 산소와 영양소의 공급이 부족해지거나 지연되고, 이로 인해 장기나 기관의 움직임이 둔해집니다. 몸속 노폐물도 배출되기 어려워져 점점 쌓이게 되지요. 그러면 체내 수분이 잘 배출되지 않아 부종이나 냉증이 생기기도 하고, 신진대사가 느려져 비만과 노화가 촉진되기도 합니다.

몸을 잘 움직이지 않아서 몸이 굳으면 부상의 위험성도 커집니다. 관절이나 힘줄이 굳으면 가동역(움직이는 범위)이 좁아지므로 장애물에 걸려 넘어질 때 순간적으로 균형을 잡기가 어렵습니다. 고무나 유리로 예를 든다면, 부드러운 고무는 여러 방향으로 구부리거나 늘여도 좀처럼 끊어지지 않지만 딱딱한 유리는 바로 깨집니다. 우리 몸도 이와 같습니다.

몸이 굳어지면 자세와 신체 균형도 망가집니다. 한쪽 어깨만 잘 뭉치거나 한쪽 골반만 아프고 당기는 사람은 좌우 유연성의 차이 때문에 자세가 더 불균형해질 가능성이 있습니다. 불균형하고 잘못된 자세로 생활하면 근육과 관절에 부담이 되면서 통증을 유발하게 됩니다.

우리에게 꼭 필요한 운동, 스트레칭

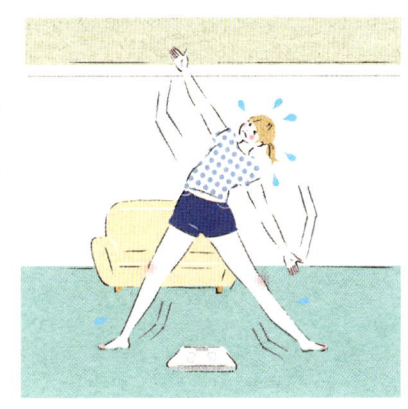

스트레칭은 언제, 어디서나 실시할 수 있고 운동 습관을 들이기에도 적합한 운동입니다. 짧은 시간만 해도 효과가 나타나기 때문에 유용하고 지속 가능합니다. 피곤한 날에도 부분적으로 시행해 컨디션을 조절할 수 있어 좋습니다.

스트레칭으로 근육 본래의 유연성과 운동성을 되찾으면 일상의 피로가 해소되고 활력을 되찾을 수 있습니다. 결림이나 통증이 완화되며 바른 자세도 유지할 수 있지요. 다치거나 부상을 입을 가능성도 줄어듭니다. 평소 몸을 잘 움직이지 않거나 운동 습관이 없는 사람일수록 스트레칭을 해야 하는 이유입니다.

스트레칭에는 유산소 운동처럼 체지방을 연소하는 효과도 있습니다. 하루 5분이라도 꾸준히 해서 전신의 근육과 관절을 이완하고 체간(머리에서 허벅지 위쪽까지)을 강화하면 살이 잘 찌지 않는 체질로 바꿀 수 있습니다. 건강하고 아름다운 몸매를 유지하고 가꾸는 데에도 스트레칭이면 충분합니다.

정적 스트레칭과 동적 스트레칭으로 몸을 풀고 늘이고 강화하자

이 책에는 '정적 스트레칭'과 '동적 스트레칭'이 적절히 배합되어 운동 효과를 극대화합니다. 정적 스트레칭은 근육을 완전히 이완시킨 상태에서 그 자세를 일정 시간 유지하는 스트레칭입니다. 스트레칭 하면 흔히 떠오르는 이미지는 이와 같은 정적 스트레칭인 경우가 많습니다. 무리하지 않는 선에서 근육을 최대한 늘여주는데, 이때는 자세를 유지하는 시간이 운동량의 목표가 됩니다. 정적 스트레칭은 근육의 유연성을 높여 가동역을 넓혀주는 효과가 있습니다.

굳고 뻣뻣한 몸의 단점	스트레칭의 효과
체액 순환이 원활하지 못해서 신진대사가 저하된다	신진대사가 활발해진다
몸이 무겁고 쉽게 피로감을 느낀다 지방이 붙기 쉽다	몸이 유연해지고 자세가 좋아진다
관절의 가동역이 좁아진다	결림이나 통증이 사라진다
다치기 쉽다 통증이 생긴다	체간을 단련할 수 있다
	살이 잘 찌지 않고 쉽게 빠지는 몸이 된다

　동적 스트레칭은 몸을 자극하는 단순 동작을 반복하여 굳어버린 근육과 관절을 풀고 강화하는 스트레칭입니다. 동적 스트레칭을 하면 심박수가 올라가 혈액순환이 더 원활해지고, 근육의 온도도 올라갑니다. 이로 인해 굳어 있던 근육을 쉽게 움직일 수 있게 되고, 관절의 가동 범위를 넓힐 수 있습니다. 예를 들어, 어깨가 결리고 아플 경우 36쪽에 소개한 동적 스트레칭을 하면 좋습니다. 여기에 72쪽에 소개한 정적 스트레칭으로 목에서 어깨까지의 근육을 늘여주면 통증이 좀 더 완화됩니다. 동적 스트레칭은 동작에 따라서는 근력 운동처럼 근육을 자극하기도 합니다. 꾸준히 하면 복부나 허벅지, 엉덩이 등에 탄력이 생깁니다. 동적 스트레칭은 동작의 횟수를 목표로 삼습니다.

하루 5분, 2주만 해도 몸이 변한다

　PART 1에서는 5가지 동작으로 전신을 단 시간에 이완할 수 있는 '기본 스트레칭'을, PART 2에서는 통증이 있거나 군살이 붙어 신경 쓰이는 부분을 깨끗하게 해결할 수 있는 '부위별 스트레칭'을 소개했습니다. 시간 날 때 기본 스트레칭을 한 다음 부위별 스트레칭을 한두 가지 추가해 실시해봅니다. PART 3에서는 따로 운동할 시간이 없거나 생활 속에서 틈틈이 운동하고 싶은 사람을 위해 '틈새 스트레칭'을 소개했습니다. 사무실에서 일하다가 잠깐, 출퇴근길에 잠깐, 집에서 TV를 보거나 목욕을 하면서 잠깐 할 수 있는 동작들입니다. "간단한데 엄청 기분 좋다!"라고 느끼실 거예요. PART 4에서는 기초체력을 높이거나 체간을 단련해 체지방을 확실히 빼고 싶은 사람을 위해 '스텝 업 스트레칭'을 소개했습니다. 근력 운동 효과를 내는 동적 스트레칭이 많아서 힘이 들긴 하지만 효과는 탁월합니다.

만약 지금까지 '몸이 뻣뻣해서 스트레칭은 힘들다'고 생각했다면 한 가지 동작만이라도 일주일간 꾸준히 해보세요. 몸은 반드시 변합니다. 요령을 익혀 2주 동안 실시하면 보다 확실하게 몸이 변할 것입니다. 오히려 몸이 뻣뻣하거나 운동을 별로 하지 않은 사람일수록 효과를 보기 쉽습니다. 2주 후 몸이 변했다면 스트레칭 종류와 시간, 횟수를 높여 계속해보세요. 15~20분 정도에 끝낸다는 목표로 '나만의 스트레칭 루틴'을 만들어 계속하면 효과가 더 확실합니다. 매일 반복하면 아무리 몸이 굳고 뻣뻣한 사람이라 해도 반드시 유연하고 탄력 있는 몸매를 갖게 될 것입니다.

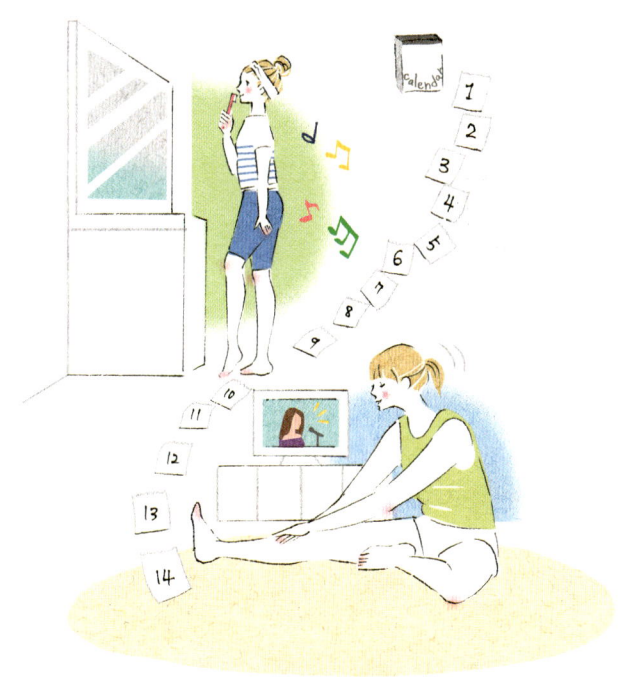

\ 스트레칭 방법 /

먼저 PART 1의 '기본 스트레칭'을 한다
스트레칭 한 동작이 약 1분이므로 5가지 스트레칭을 하면 약 5분!

내 몸에 필요한 스트레칭을 1~2개 더 한다
초보자이거나 시간이 없을 때는 '기본 스트레칭'만 해도 OK!

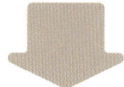

신경 쓰이는 부분을
해결하고 싶은 사람은
▼
PART 2
부위별 스트레칭
추천!

시간이 없거나,
효율적으로 틈틈이
운동하고 싶은 사람은
▼
PART 3
틈새 스트레칭
추천!

체지방 감소나
탄력 있는 몸 만들기에
주력하고 싶은 사람은
▼
PART 4
스텝 업 스트레칭
추천!

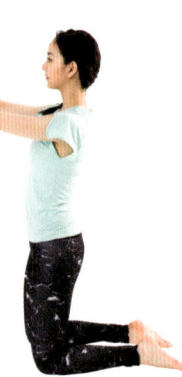
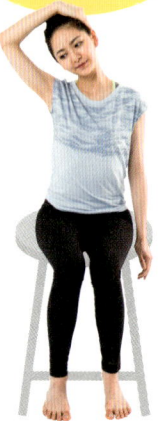
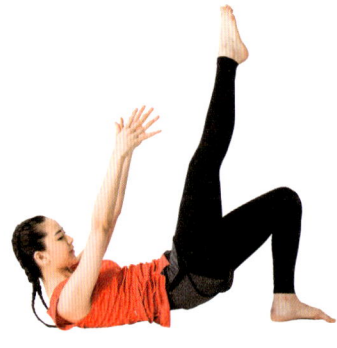

" 어떤 몸이라도 2주면 변한다! "

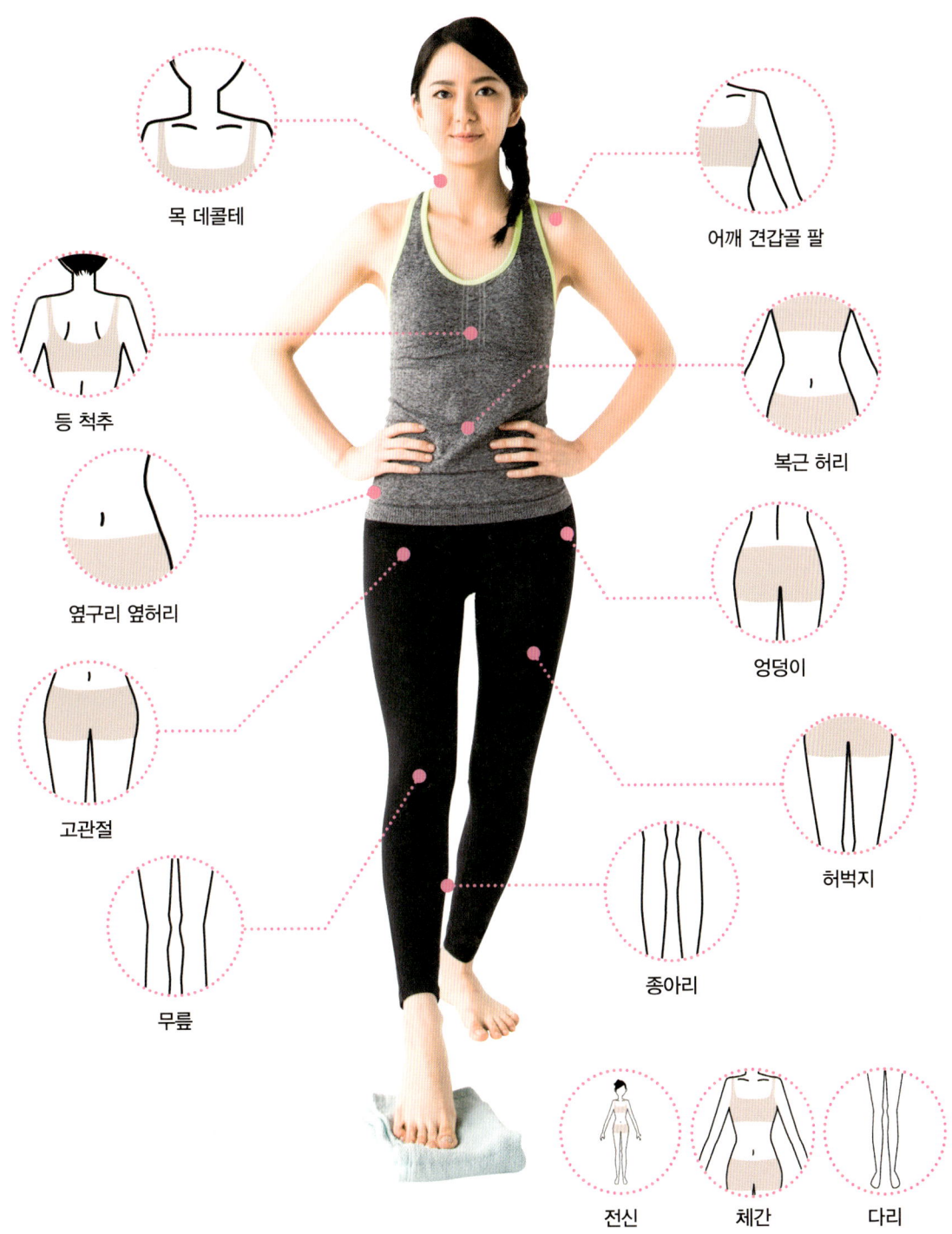

CONTENTS

시작하며 ··· 2

PROLOGUE
유연한 몸은 건강의 기본!
스트레칭으로 건강과 아름다움을 유지하자

우리에게 꼭 필요한 운동, 스트레칭 ························· 5
정적 스트레칭과 동적 스트레칭으로 몸을 풀고 늘이고 강화하자 ··············· 5
하루 5분, 2주만 해도 몸이 변한다 ··························· 6
이 책을 보는 방법 ··· 14

PART.1
매일 계속하고 싶어!
기본 스트레칭

| 01 | 허리와 등을 풀어주는 **상체 스트레칭** ···························· 18

| 02 | 옆구리와 복부를 자극하는 **복근 스트레칭** ···························· 20

| 03 | 어깨와 팔을 풀어주는 **견갑골 스트레칭** ·························· 22

| 04 | 골반과 하체에 효과적인 **고관절 스트레칭** ·························· 24

| 05 | 다리 라인을 아름답게 정돈하는 **하체 스트레칭** ···························· 26

COLUMN. 1 미소가 아름다운 사람이 되는 **얼굴 스트레칭**
'안륜근'을 단련해 크고 또렷한 눈매 만들기 ······ 30

PART.2
고민 해결!
부위별 스트레칭

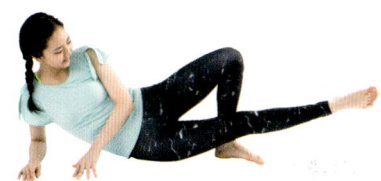

01	목과 쇄골 라인을 매끈하게 **데콜테 스트레칭** ······ 34
02	굳은 어깨를 시원하게 **양팔 뻗어 비틀기** ······ 36
03	팔을 가늘고 길게 **양팔 올려 날갯짓하기** ······ 38
04	허리 라인을 잘록하게 **팔 뻗어 옆구리 늘이기** ······ 39
05	뭉친 등과 허리를 시원하게 **누워서 좌우로 다리 넘기기** ······ 40
06	후면 근육 강화 **누워서 뒤로 다리 넘기기** ······ 41
07	약한 허리를 튼튼하게 **팔다리 위로 들기** ······ 42
08	뻐근하고 아픈 허리를 가볍게 **엎드려 허리 세우기** ······ 43
09	뻣뻣한 허리를 유연하게 **좌우로 다리 넘기기** ······ 44
10	복부 군살을 날씬하게 **앉아서 호흡하기** ······ 45
11	엉덩이 근육 강화 **골반 들어 올리기** ······ 46
12	처진 엉덩이를 탄력 있게 **엎드려 다리 들어 올리기** ······ 48
13	엉덩이를 볼륨감 있게 **엎드려 좌우로 다리 뻗기** ······ 50
14	다리 라인을 슬림하게 **옆으로 누워 원 그리기** ······ 52
15	허벅지 군살을 날씬하게 **옆으로 누워 다리 들기** ······ 54
16	약한 무릎을 튼튼하게 **무릎 접어 허벅지 늘이기** ······ 56
17	하체 힘을 강하게 **무릎으로 서서 버티기** ······ 57
18	무거운 다리를 가볍게 **앉아서 종아리 늘이기** ······ 58
19	뭉친 종아리를 시원하게 **벽 짚고 종아리 늘이기** ······ 59
20	허벅지, 무릎, 발목에 효과적 **발 잡고 다리 스트레칭** ······ 60

COLUMN. 2 미소가 아름다운 사람이 되는 **얼굴 스트레칭**
'구륜근'을 조여서 매력적인 입꼬리 만들기 ······ 64

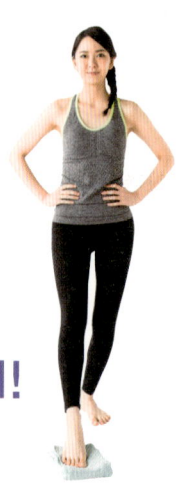

PART.3
언제 어디서나 가볍게!
틈새 스트레칭

사무실 편

01	허리에 피로감이 느껴질 때 **앉아서 몸통 비틀기** ···· 68
02	다리가 퉁퉁 부었을 때 **종아리 스트레칭** ···· 70
03	목 뒤가 당기고 아플 때 **목 늘이기** ···· 72
04	팔이 무겁게 느껴질 때 **팔 늘이기** ···· 73
05	등이 쑤시고 뻐근할 때 **앉아서 등 늘이기** ···· 74
06	등과 허리가 굳고 아플 때 **서서 등 스트레칭** ···· 75
07	어깨가 뭉치고 결릴 때 **벽에 팔 대고 돌리기** ···· 76
08	계단을 활용한 다리 운동 **발끝 세우고 다리 늘이기** ···· 77
09	지하철 안에서 복근 운동 **앉아서 다리 들어 올리기** ···· 78
10	퇴근길 다리 운동 **서서 다리 쭉 늘이기** ···· 79

자택 편

11	TV 보면서 옆구리 운동 **옆으로 누워 다리 들기** ···· 80
12	TV 보면서 다리 운동 **각선미 스트레칭** ···· 82
13	소파에 앉아 복근 운동 **뒤로 젖혀 복부에 힘 주기** ···· 83
14	전신 근력 강화 **앞을 향한 널빤지 자세** ···· 84

15	욕조 안에서 팔 운동 **엉덩이 들고 팔굽혀펴기** ········· 86
16	욕조 안에서 종아리 운동 **다리 뻗어 당기기** ········· 88
17	취침 전 릴랙스 체조 **수건 걸어 다리 돌리기** ········· 90
18	아침을 여는 활력 체조 **물고기 헤엄치기** ········· 92
19	양치질하면서 다리 운동 **제자리걸음 하기** ········· 93
20	전신 근육을 파워 업! **허리 숙여 바닥 짚기** ········· 94

COLUMN. 3 미소가 아름다운 사람이 되는 **얼굴 스트레칭**
'설근' 트레이닝으로 빅 스마일 만들기 ········· 96

PART.4
몸이 달라진다!
스텝 업 스트레칭

01	기초체력과 신진대사를 높이는 **전신 스트레칭** ········· 100
02	체지방 연소에 효과적인 **체간 단련 스트레칭** ········· 104
03	아름다운 상체를 완성하는 **팔 스트레칭** ········· 108
04	2주만 해도 효과가 나타나는 **일자 복근 스트레칭** ········· 112
05	매끈한 골반 라인을 만드는 **사이드 스트레칭** ········· 116
06	곧고 쭉 뻗은 각선미를 만드는 **다리 스트레칭** ········· 120

부록 | 틈새 스트레칭 실천 가이드

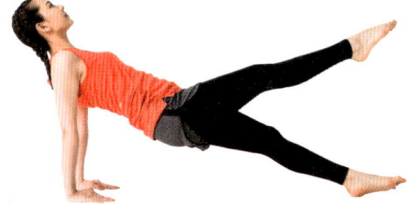

이 책을 보는 방법

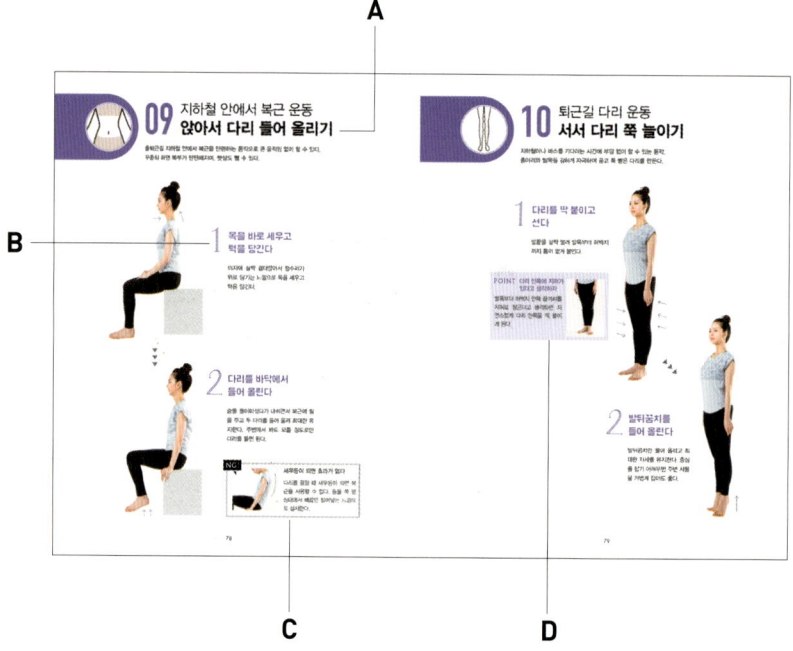

A | 스트레칭 소개

소개하는 스트레칭의 목적과 효과를 알려준다. 해당 부위를 상징하는 아이콘이 있어서 한눈에 이해할 수 있다.

B | 스트레칭 순서

스트레칭을 제대로 구현하도록 동작 순서를 쉽고 자세하게 소개했다.

C | 잘못된 자세를 체크하자

스트레칭 시 주의해야 할 점이나 잘못 동작하기 쉬운 지점을 알려준다. 잘못된 자세로 스트레칭을 하면 운동 효과가 떨어지고 통증을 유발할 수 있다.

D | 포인트로 더욱 효과를 높이자

올바른 자세로 스트레칭 하도록 도와주고, 같은 동작이라도 더욱 효과적으로 실시하는 요령을 알려준다.

> **TIP 호흡은 동작에 맞춰 편안하고 규칙적으로!**
> 스트레칭 효과를 충분히 얻으려면 자연스러운 호흡이 병행되어야 한다. 별다른 언급이 없는 한 숨은 동작 전에 들이마시고 근육을 늘여주면서 천천히 내쉰다. 동작을 유지할 때는 호흡을 자연스럽게 한다.

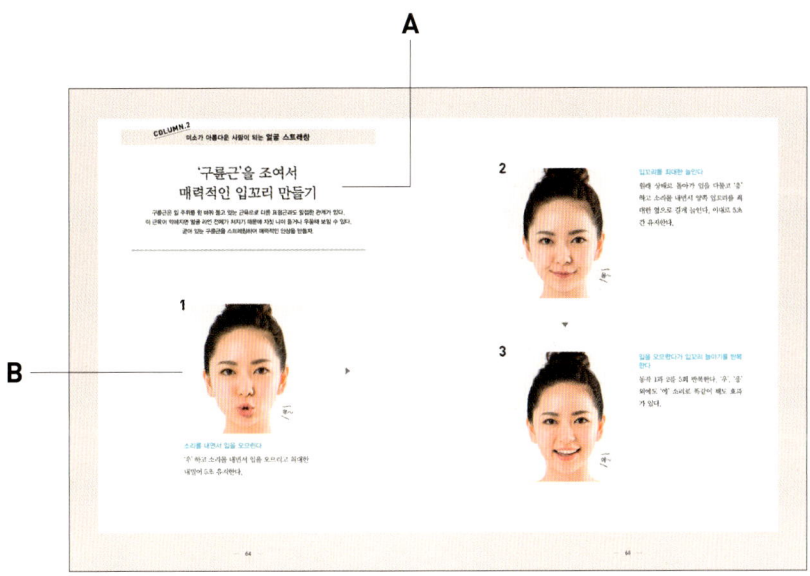

A 얼굴 스트레칭 소개

얼굴에 존재하는 근육 가운데 아름다운 미소를 만드는 근육을 소개하고 단련하는 방법을 알려준다. 얼굴 근육만 잘 스트레칭해도 예쁜 미소와 동안을 가질 수 있다.

B 얼굴 스트레칭 순서

스트레칭을 제대로 구현하도록 동작 순서를 쉽고 자세하게 소개했다.

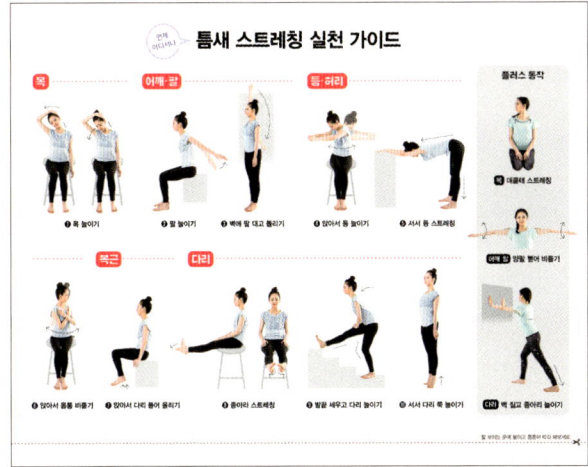

★ 틈새 스트레칭 실천 가이드 수록

일하면서 쌓인 피로를 간단히 풀 수 있도록 '틈새 스트레칭' 동작을 선별하여 부록으로 수록했다. 목이나 어깨, 등, 허리 같이 굳고 아프기 쉬운 부위는 틈새 스트레칭이 답이다! 잘 보이는 곳에 붙여놓고 시간이 날 때마다 가볍게 따라 해보자.

PART.1

매일 계속하고 싶어!
기본 스트레칭

가장 필수적인 5가지 기본 스트레칭으로 전신 근육과 관절을 부드럽게 풀어줍니다. 하루 5분, 기본 스트레칭만 매일 해도 몸에 변화가 생깁니다. 처음부터 자세가 잘 나오지 않는다고 실망하지 마세요. 꾸준히 하면 완성됩니다.

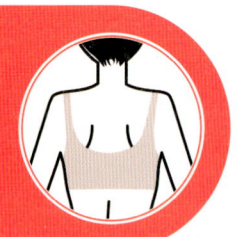

01 허리와 등을 풀어주는
상체 스트레칭

긴장된 등과 어깨, 허리 근육을 풀고 유연하게 만드는 동작.
상체에 탄력이 생기며, 등 통증과 요통을 예방하고 완화하는 효과도 있다.

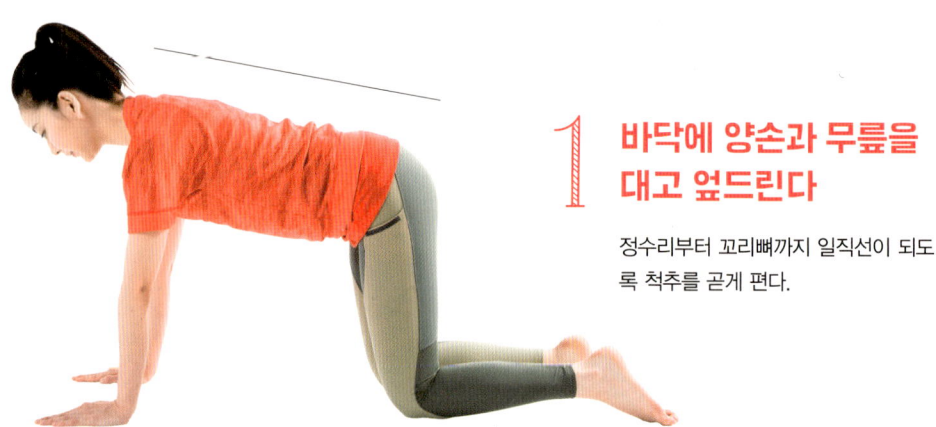

1 바닥에 양손과 무릎을 대고 엎드린다

정수리부터 꼬리뼈까지 일직선이 되도록 척추를 곧게 편다.

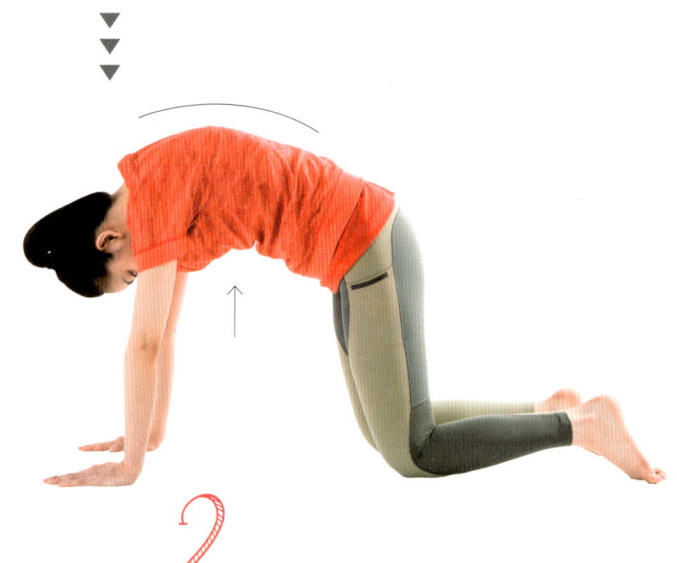

2 등을 둥글게 말아 올린다

털을 곤두세운 화난 고양이처럼 명치를 당겨 등을 둥글게 말아 올린다. 척추의 아치가 깊어지면 견갑골이 벌어진다.

올린 등을 밑으로 내리기를 반복한다

머리를 천천히 뒤로 젖히며 등을 내린다. 엉덩이는 내밀고 견갑골은 꽉 조이듯이 중앙으로 모은다. 동작 2와 3을 5회 반복한다.

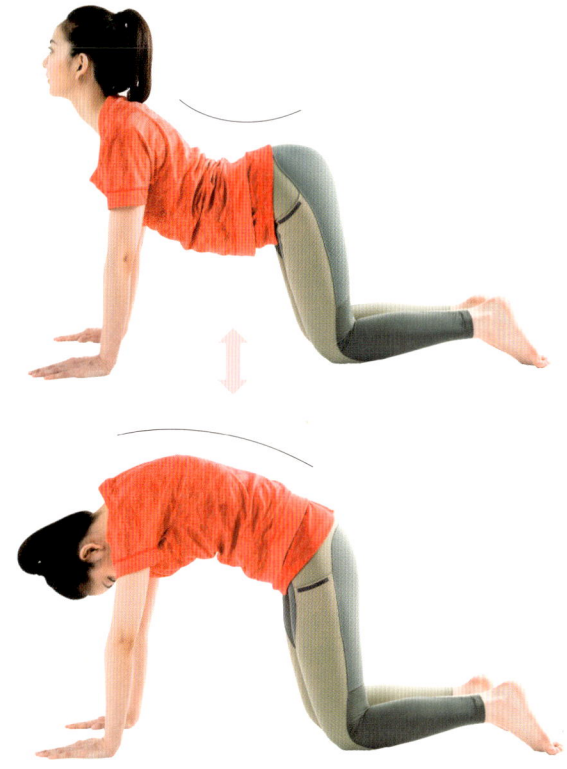

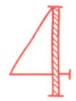

무릎을 꿇은 자세에서 몸을 앞으로 쭉 뻗는다

양팔을 몸 앞으로 뻗어 턱과 가슴이 바닥에 닿을 정도로 상체를 이완한다. 견갑골을 조이면서 천천히 호흡을 5회 반복한다.

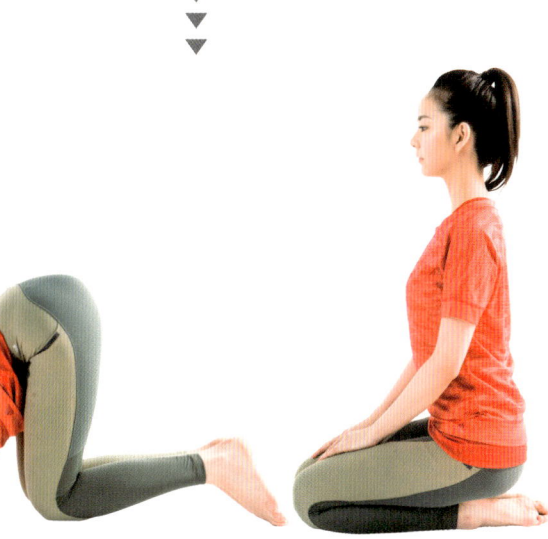

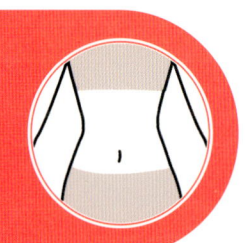

02 옆구리와 복부를 자극하는
복근 스트레칭

평소 잘 움직이지 않는 몸의 측면부와 복부를 늘이는 동작.
꾸준히 하면 복부에 근력이 생기고 허리도 잘록해진다.

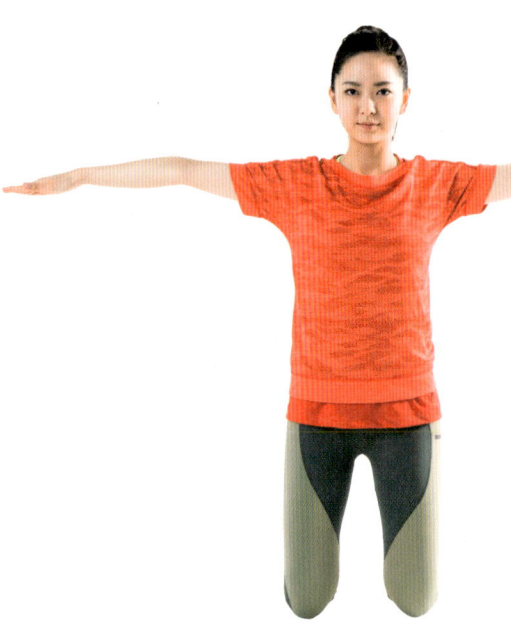

1 무릎을 대고 서서 양팔을 좌우로 뻗는다

다리는 어깨너비로 벌리고 양팔은 쭉 뻗는다.

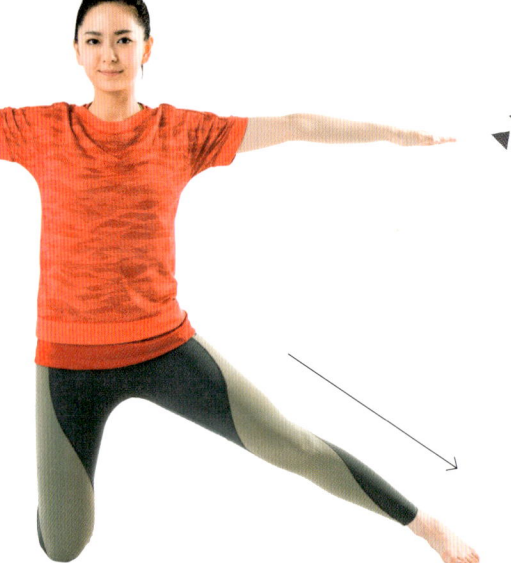

2 왼쪽 다리를 옆으로 뻗는다

발가락은 정면을 향하게 하고 발바닥은 전부 바닥에 붙인다.

3

상반신을 기울여 바닥에 손을 짚는다

오른손으로 바닥을 짚고 왼손은 그대로 위로 뻗는다. 이때 골반이 앞을 향하도록 의식하면서 동작하면 고관절이 열리기 때문에 효과적이다.

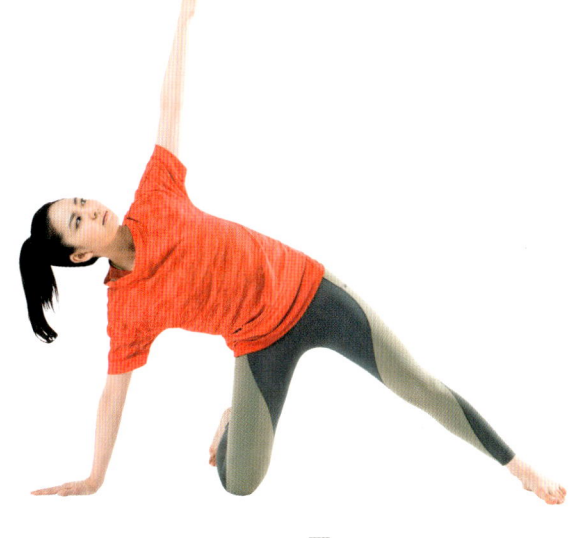

4

옆구리를 최대한 늘이고 호흡한다

기지개를 켜듯 위로 올린 왼손을 귀 옆으로 길게 뻗는다. 왼쪽 옆구리가 늘어나는 것을 느끼면서 호흡을 천천히 5회 반복한다.

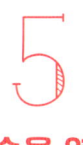

5

가슴을 열고 복부 전체를 늘인다

상체를 살짝 뒤로 젖혀 가슴을 활짝 열어준다. 옆구리와 복부 전체가 늘어나는 것을 느끼면서 호흡을 천천히 5회 반복한다. 동작 1로 돌아가서 반대쪽도 똑같이 한다.

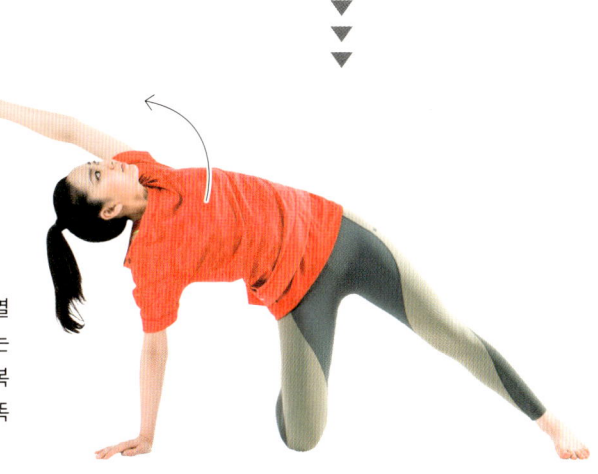

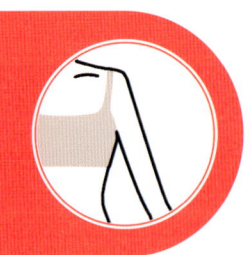

03 어깨와 팔을 풀어주는
견갑골 스트레칭

딱딱하게 굳기 쉬운 어깨 관절을 부드럽게 하고 팔뚝 군살을 제거해준다.
오십견을 예방하고 탄력 있는 가슴을 만드는 데도 효과적이다.

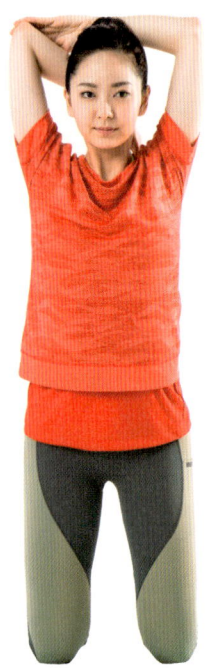

1
무릎을 대고 서서
한쪽 팔꿈치를 잡는다

다리는 어깨너비로 벌리고 왼손으로 오른쪽 팔꿈치를 잡는다. 일어서서 해도 좋다.

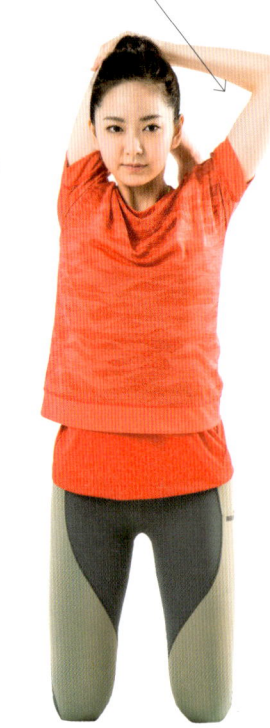

2
팔꿈치를 잡아당겨
팔 근육을 늘인다

오른쪽 팔꿈치를 천천히 아래로 잡아당긴다. 견갑골과 팔 주변이 이완되는 것을 느끼면서 호흡을 5회 반복한다.

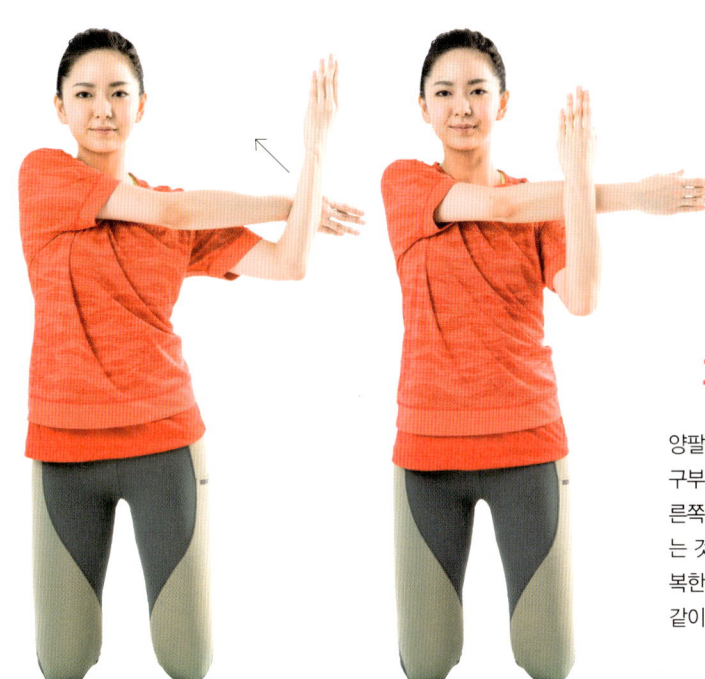

3

뻗은 팔을 가슴쪽으로 당긴다

양팔을 가슴 앞으로 뻗은 다음 왼팔을 구부려 오른팔을 가슴쪽으로 당긴다. 오른쪽 견갑골이 열리고 팔 근육이 이완되는 것을 느끼면서 천천히 호흡을 5회 반복한다. 동작 **1**로 돌아가서 반대쪽도 똑같이 한다.

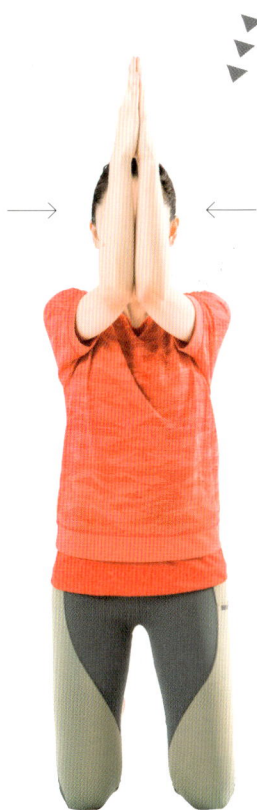

4

팔꿈치를 붙이고 호흡을 반복한다

양쪽 팔꿈치를 앞으로 모아서 어깨 높이까지 올린다. 팔꿈치를 누르듯이 최대한 붙여 어깨와 팔 주변이 늘어나는 것을 느끼면서 천천히 호흡을 5회 반복한다.

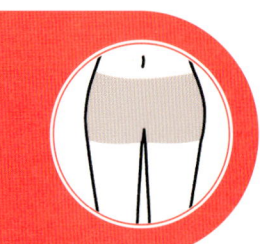

04 골반과 하체에 효과적인
고관절 스트레칭

좌식생활로 굳고 짧아지기 쉬운 고관절 주변 근육을 시원하게 풀어주는 동작.
삐뚤어진 골반을 교정하는 효과가 있으며 하체의 움직임을 부드럽게 만든다.

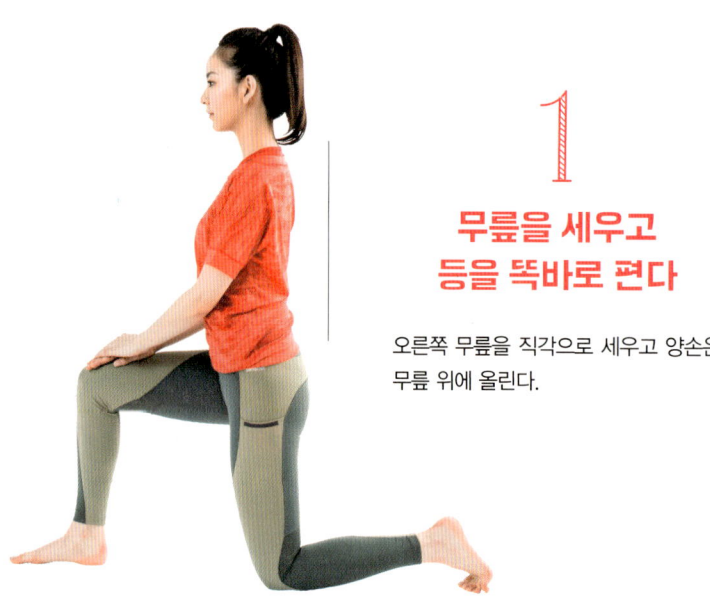

1 무릎을 세우고 등을 똑바로 편다

오른쪽 무릎을 직각으로 세우고 양손은 무릎 위에 올린다.

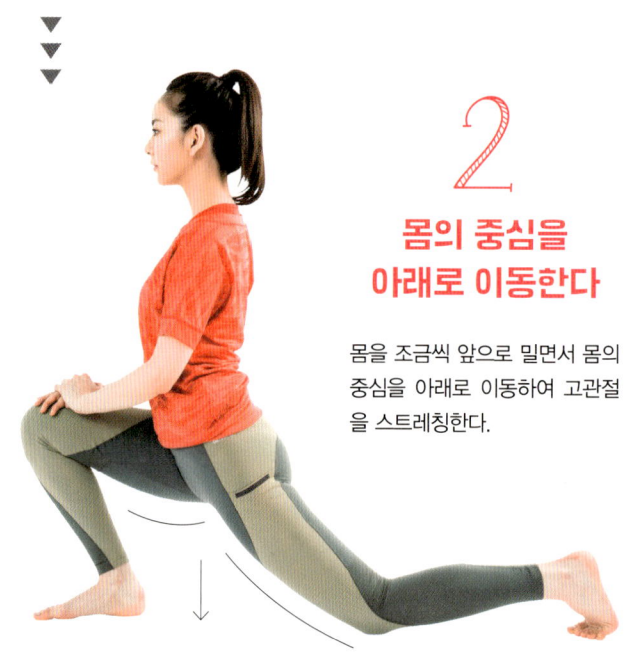

2 몸의 중심을 아래로 이동한다

몸을 조금씩 앞으로 밀면서 몸의 중심을 아래로 이동하여 고관절을 스트레칭한다.

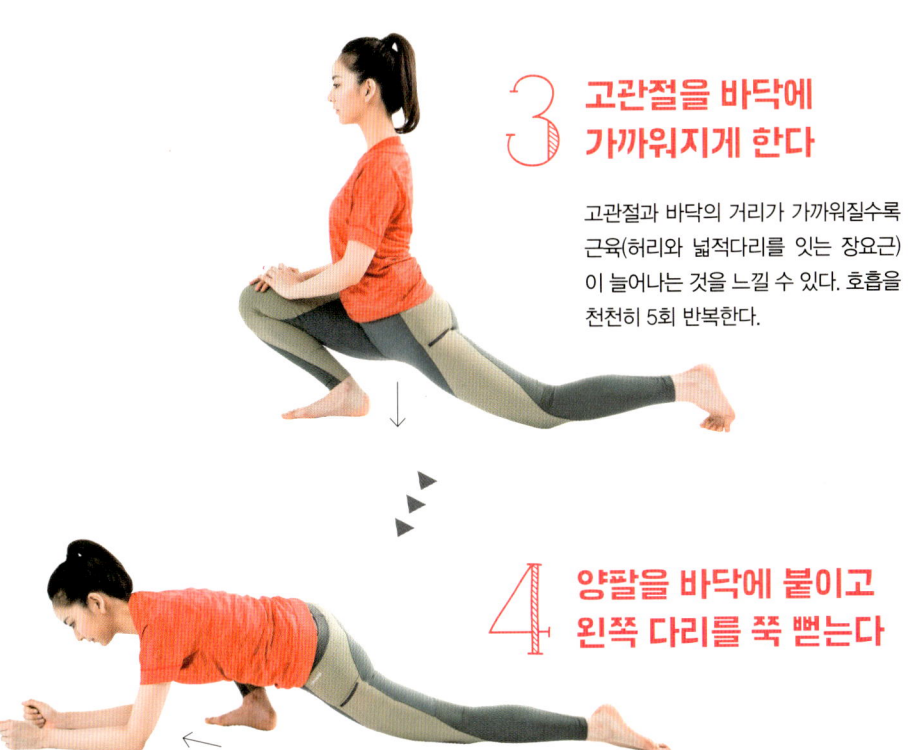

3 고관절을 바닥에 가까워지게 한다

고관절과 바닥의 거리가 가까워질수록 근육(허리와 넓적다리를 잇는 장요근)이 늘어나는 것을 느낄 수 있다. 호흡을 천천히 5회 반복한다.

4 양팔을 바닥에 붙이고 왼쪽 다리를 쭉 뻗는다

오른쪽 발끝은 바깥쪽으로 벌린다. 호흡을 천천히 5회 반복한다.

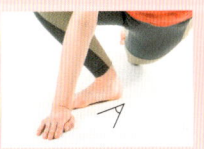

POINT 정면에서 봤을 때 발끝은 45도가 이상적!

오른쪽 발끝을 이렇게 벌리면 고관절이 확실하게 벌어져 다음 자세를 통해 정확히 부하를 걸 수 있다.

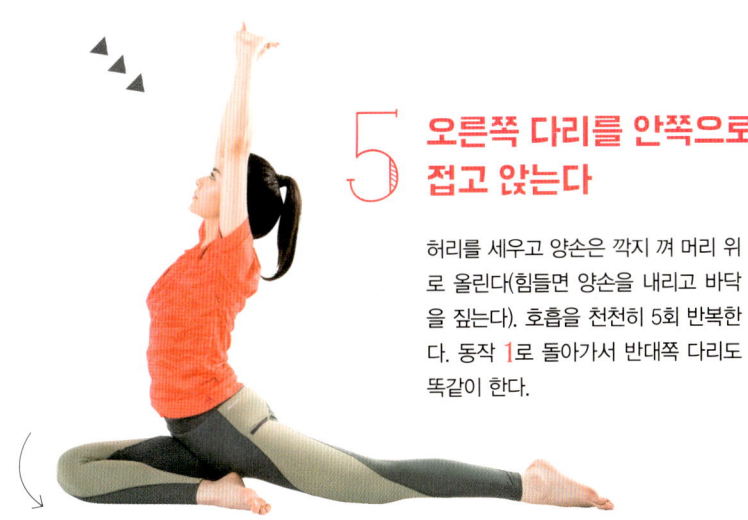

5 오른쪽 다리를 안쪽으로 접고 앉는다

허리를 세우고 양손은 깍지 껴 머리 위로 올린다(힘들면 양손을 내리고 바닥을 짚는다). 호흡을 천천히 5회 반복한다. 동작 1로 돌아가서 반대쪽 다리도 똑같이 한다.

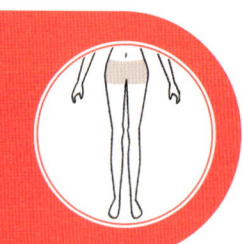

05 다리 라인을 아름답게 정돈하는
하체 스트레칭

허벅지 안쪽의 내전근을 집중적으로 자극해 허벅지 군살을 없애고, 다리를 날씬하게 만들어주는 동작. 모든 동작을 복부의 힘으로 실시하기 때문에 코어 근육을 강화하는 효과도 있다.

1
한쪽 다리를 들어 올려 뒤쪽 근육을 늘인다

근육이 잘 늘어나도록 발끝은 가슴쪽으로 당긴다. 다리 뒤쪽 근육 전체가 이완되는 것을 느끼면서 호흡을 천천히 5회 반복한다. 반대쪽도 똑같이 한다.

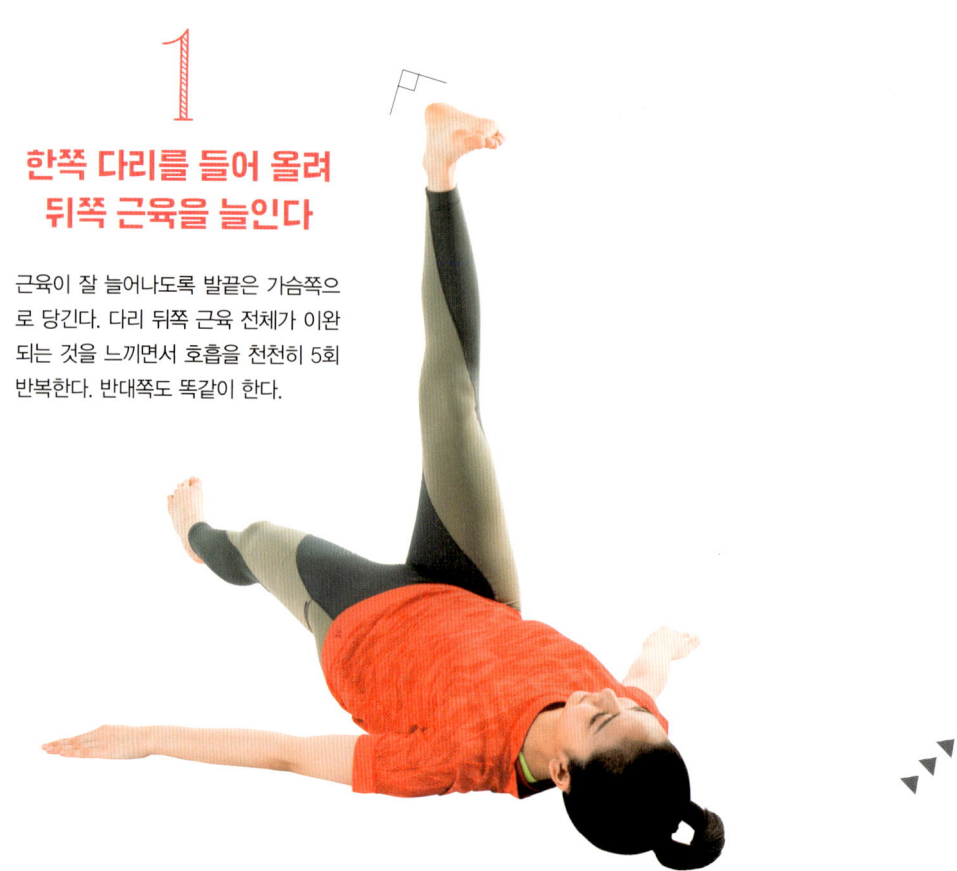

2

양쪽 다리를 쭉 뻗어 고르게 벌린다

고관절을 움직인다고 생각하며 다리를 벌릴 수 있는 데까지 최대한 벌린다. 허벅지 안쪽의 내전근이 자극된다.

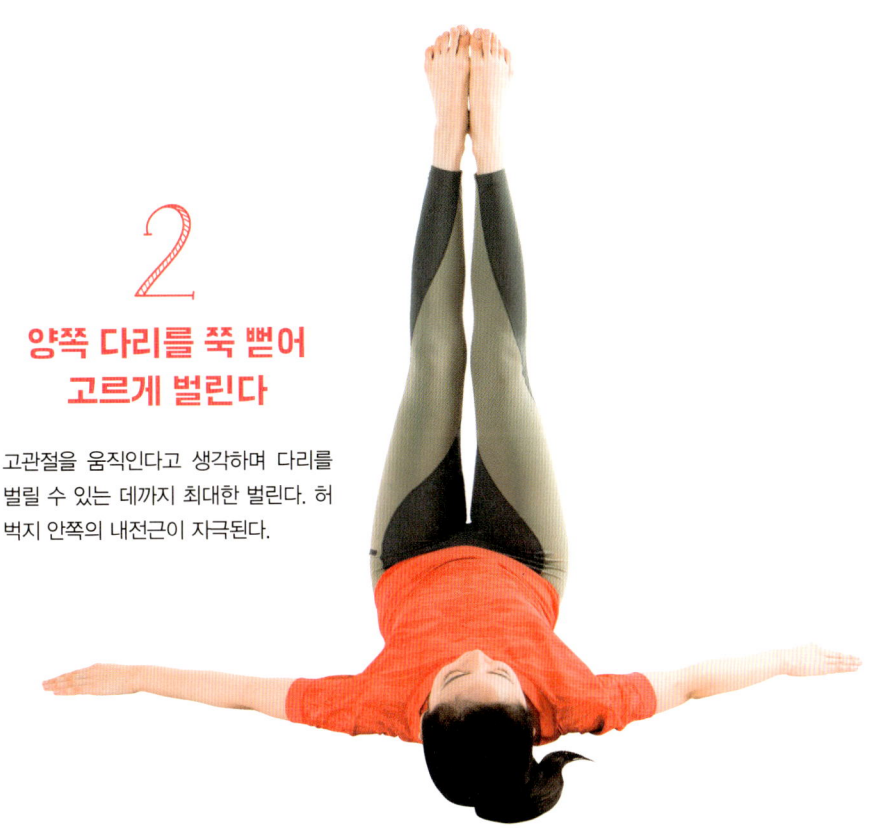

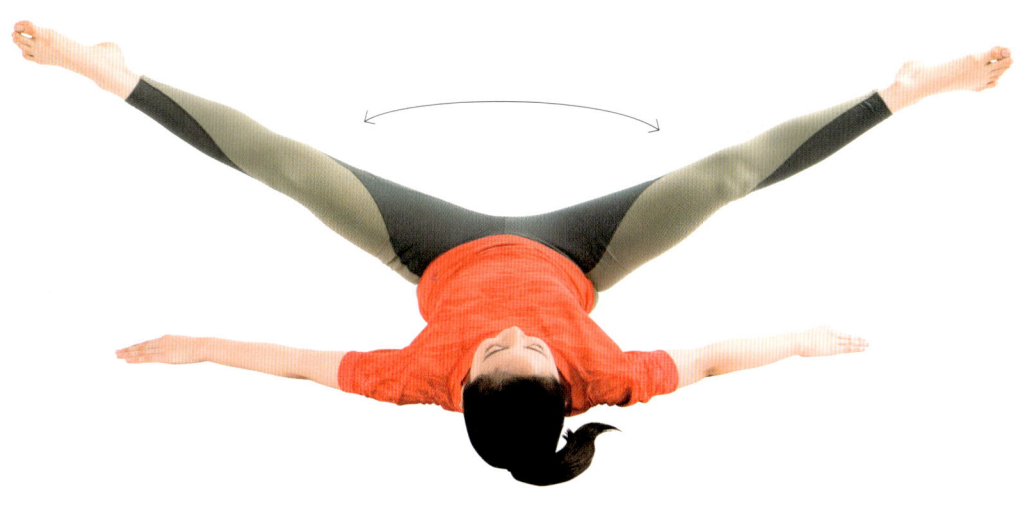

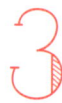

허벅지 안쪽을 의식하며 다리를 교차한다

벌린 다리를 가운데로 모아 앞뒤로 교차한다. 2와 3의 동작을 10회 반복한다.

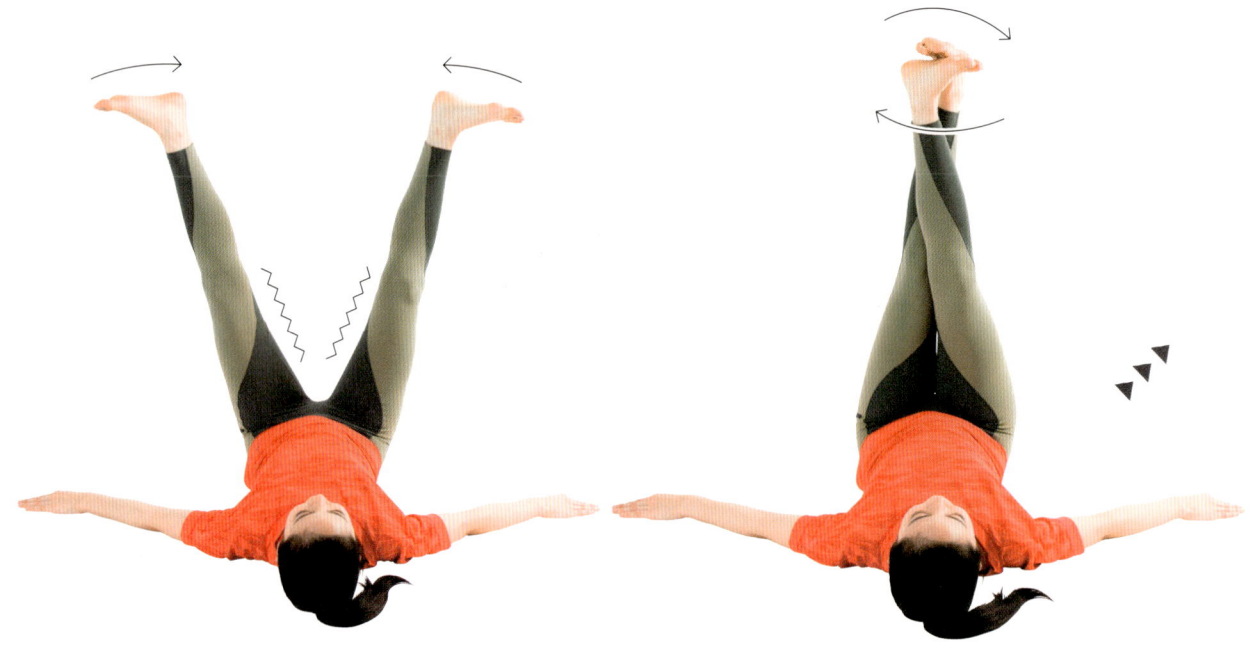

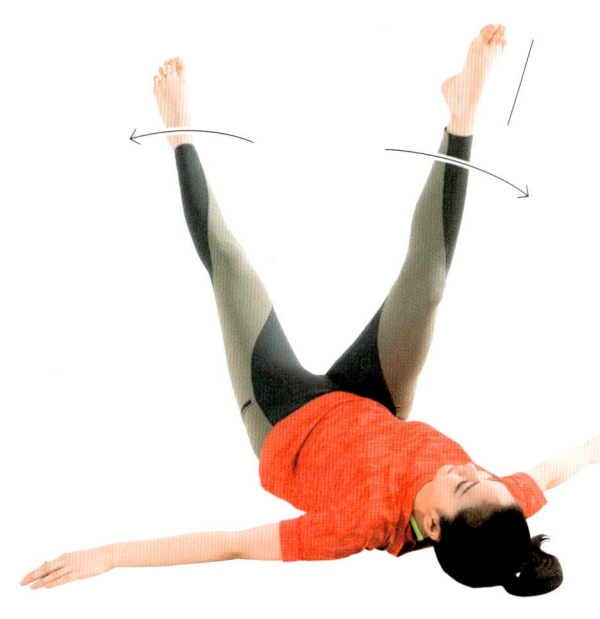

4 다리를 쭉 뻗어서 세로로 벌린다

이번에는 오른쪽 다리를 앞으로, 왼쪽 다리를 뒤로 해서 세로로 벌린다.

5 발끝으로 반원을 그리듯이 돌린다

무릎은 항상 쭉 편 상태로 오른쪽 다리를 뒤로, 왼쪽 다리를 앞으로 한다. 반원을 똑같이 그리며 움직이는 것이 포인트다. 4와 5의 동작을 10회 반복한다.

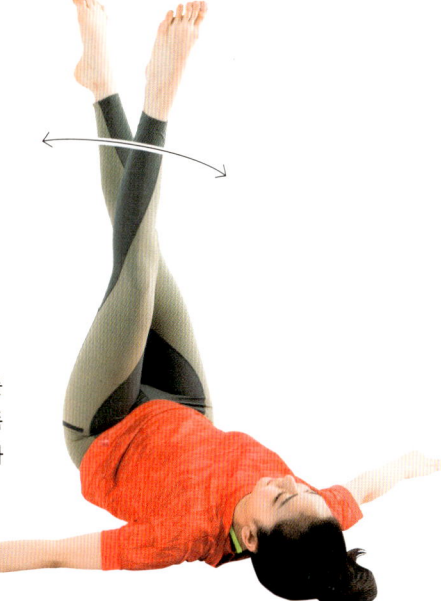

COLUMN.1 미소가 아름다운 사람이 되는 얼굴 스트레칭

'안륜근'을 단련해
크고 또렷한 눈매 만들기

안륜근은 눈 주변을 덮고 있는 도넛 모양의 근육이다.
이 근육이 약해지면 눈꺼풀이 처지거나 움푹 들어가기 때문에 눈이 작아 보이고 노안이 된다.
시간 날 때마다 틈틈이 안륜근을 단련해 크고 또렷한 눈매를 만들자.

1

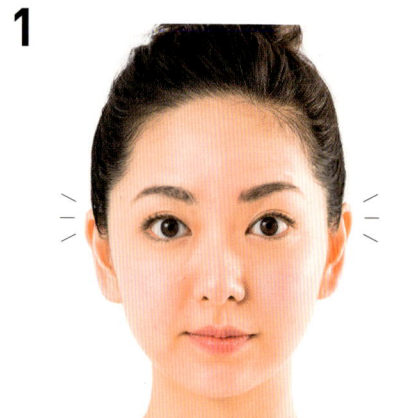

눈을 크게 뜬다

눈썹을 위로 끌어 올리고 눈을 크게 뜬다. 이대로 5초 유지한다.

2

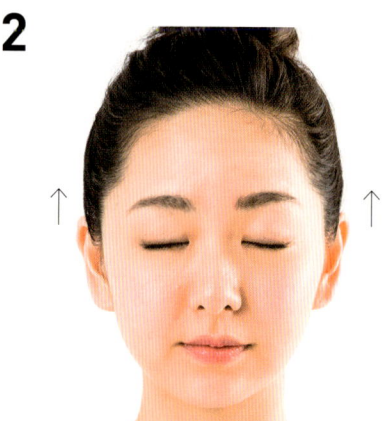

눈썹을 위로 올린 채 눈을 감는다

눈썹을 올린 채 눈만 감고 5초 유지한다. 천천히 눈썹을 아래로 내리고 원래 표정으로 돌아간다.

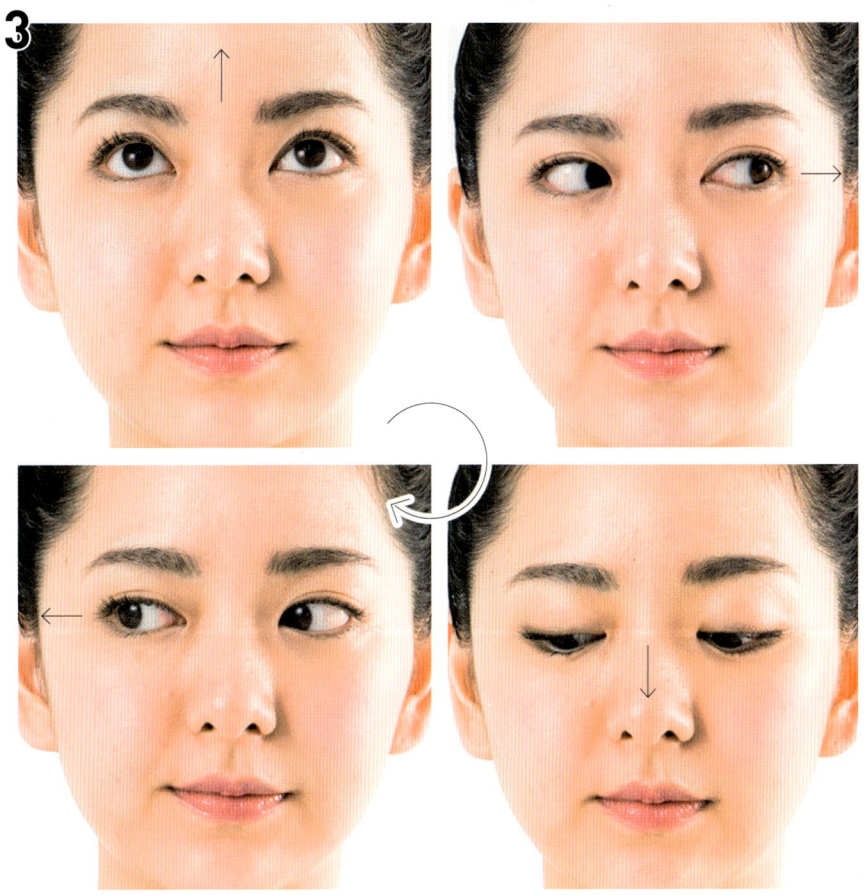

눈알만 빙글 돌린다

고개는 움직이지 않고 시선만 위 → 왼쪽 → 아래 → 오른쪽으로 돌린다. 끝나면 반대 방향으로 다시 시선을 돌린다.

PART.2

고민 해결!
부위별 스트레칭

잘 움직이지 않을수록 목 뒤부터 어깨, 등, 허리가 굳고 아프기 쉽습니다. 배나 허벅지, 팔뚝 같은 데에는 군살도 붙기 쉽지요. 짧은 시간에 절대적인 효과! 뻐근하거나 아픈 부위는 시원하게 풀어주고, 군살이 붙은 부위는 날씬하게 해주는 부위별 스트레칭을 알려드립니다.

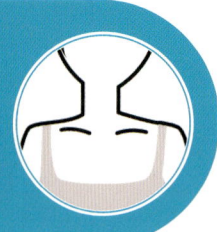

01 목과 쇄골 라인을 매끈하게
데콜테 스트레칭

목에서 어깨, 쇄골로 이어지는 데콜테 부위를 풀어 아름다운 쇄골 라인을 만든다.
아침에 실시하면 얼굴 부기를 가라앉히고, 림프의 흐름을 촉진한다.

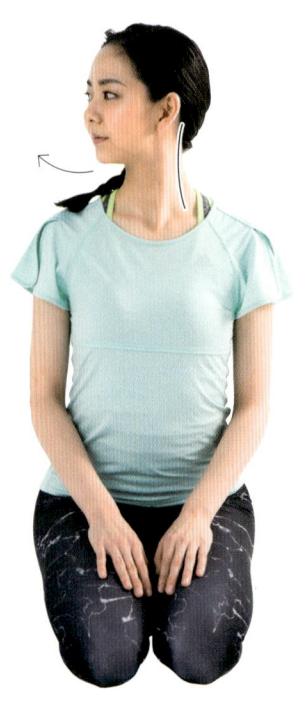
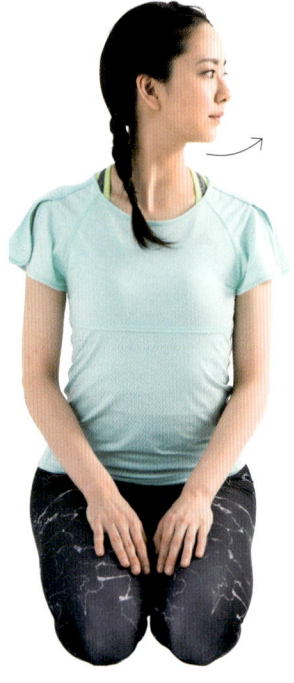

1
목을 좌우로 천천히 돌린다

앉거나 선 자세에서 좌우로 왕복 5회 돌려 목 근육을 늘인다.

NG!

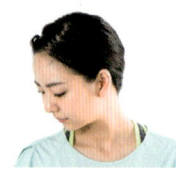

목을 돌릴 때 고개를 숙이지 않는다. 어깨 힘을 빼고, 턱과 코의 높이가 변하지 않도록 천천히 돌린다.

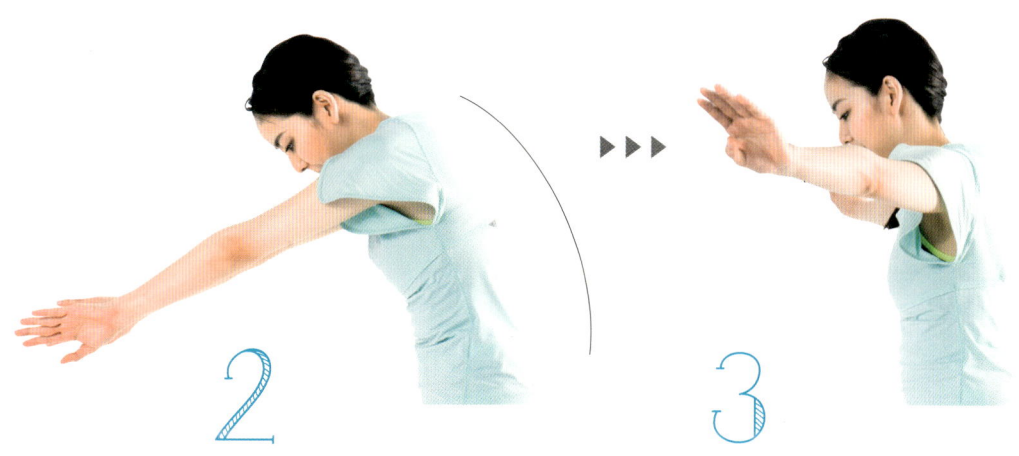

2
손등을 마주대고 시선은 아래를 향한다

견갑골이 벌어지는 것을 느끼면서 입으로 숨을 길게 내뱉는다.

3
숨을 들이마시면서 양팔을 벌린다

손가락 끝이 최대한 먼 곳을 지난다고 생각하며 동작한다.

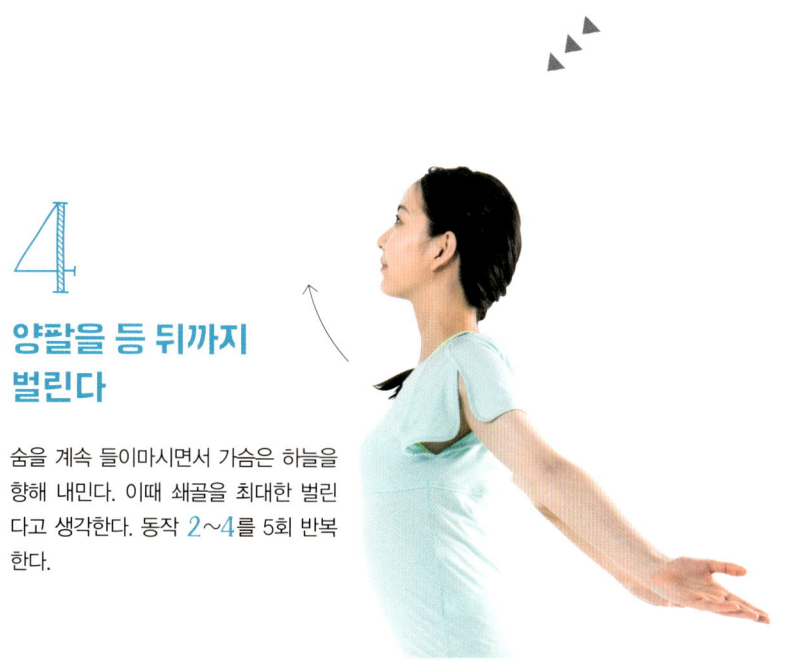

4
양팔을 등 뒤까지 벌린다

숨을 계속 들이마시면서 가슴은 하늘을 향해 내민다. 이때 쇄골을 최대한 벌린다고 생각한다. 동작 2~4를 5회 반복한다.

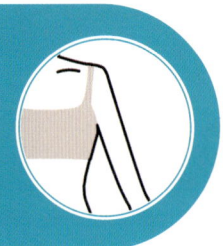

02 굳은 어깨를 시원하게
양팔 뻗어 비틀기

팔을 안과 밖으로 비틀어 어깨 주변 근육을 늘이는 동작.
굳은 어깨 관절을 유연하게 하고 통증을 예방해준다.

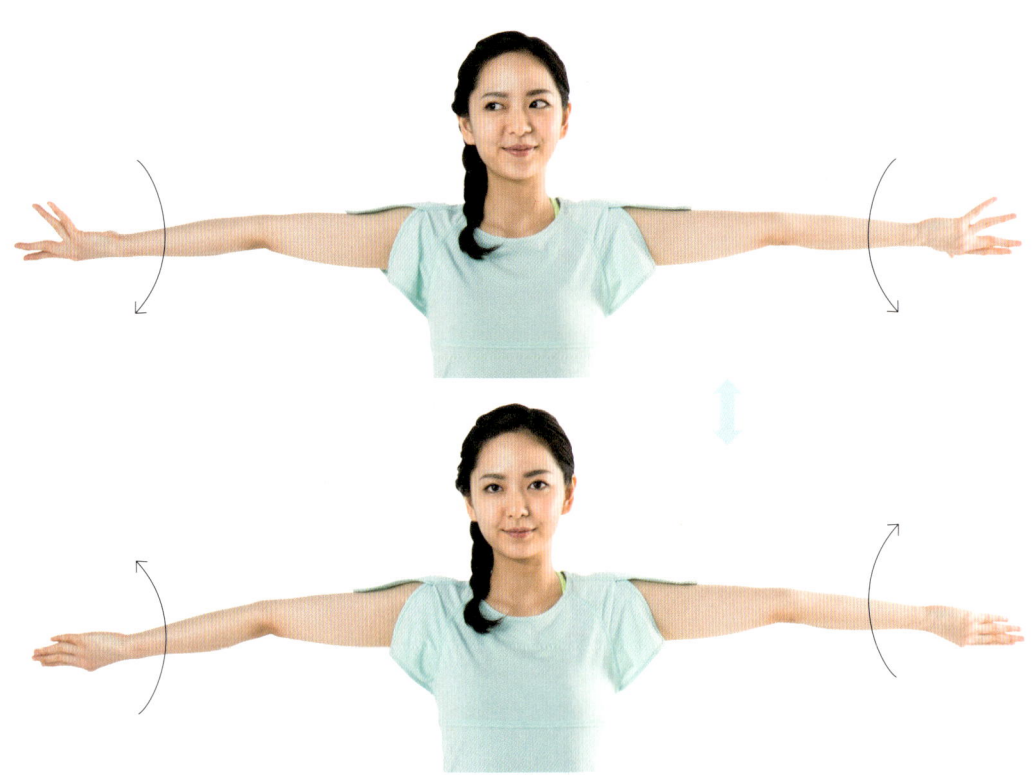

1 양팔을 쭉 펴고 안쪽, 바깥쪽으로 비튼다

손가락 끝을 멀리서 당긴다고 생각하면서 겨드랑이부터 손끝까지 안쪽과 바깥쪽으로 번갈아 가며 비튼다. 리드미컬하게 10회 반복한다.

2 양팔을 뒤로 뻗어서 안쪽, 바깥쪽으로 돌린다

손바닥이 하늘을 향하게 하고, 견갑골을 붙이듯이 상체를 살짝 앞으로 숙인다. 팔을 안쪽, 바깥쪽으로 돌리는 동작을 10회 반복한다.

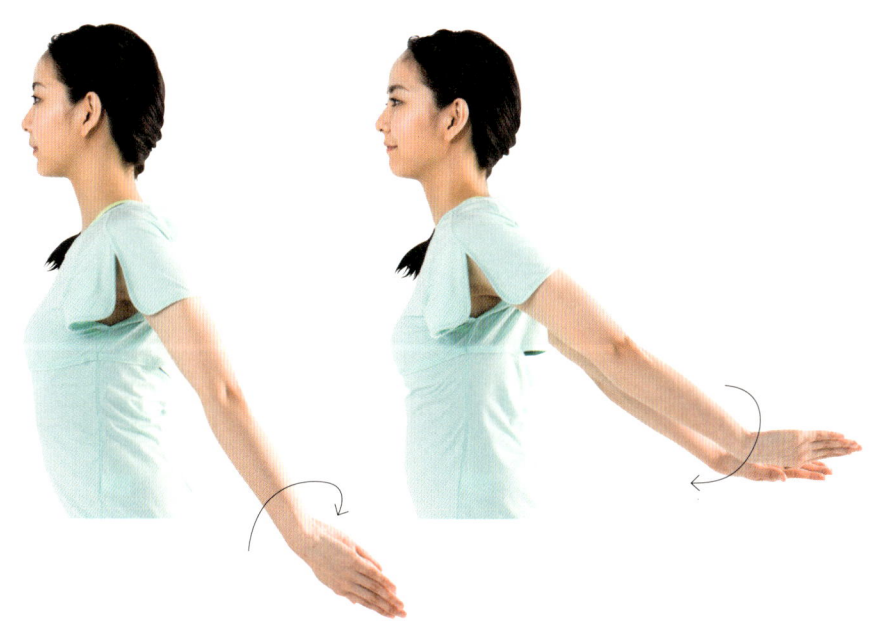

POINT

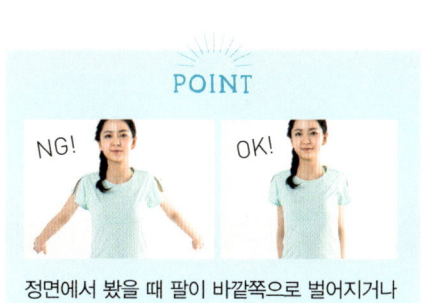

정면에서 봤을 때 팔이 바깥쪽으로 벌어지거나 팔꿈치가 구부러지면 안 된다. 몸 바로 뒤쪽으로 팔을 쭉 뻗는다.

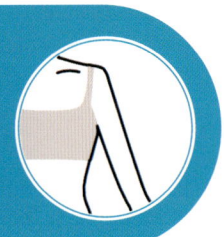

03 팔을 가늘고 길게
양팔 올려 날갯짓하기

발레리나처럼 우아하게 팔을 위아래로 움직이는 동작.
팔뚝 군살을 제거해 팔 라인을 아름답게 만들고, 말린 어깨를 펴준다.

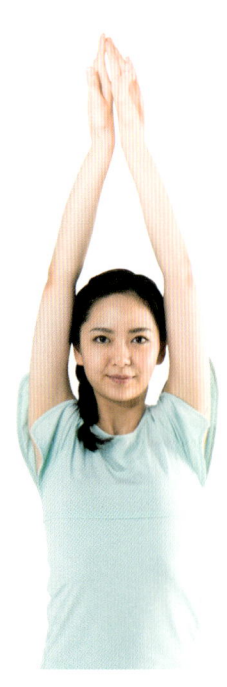

1
서서 머리 위로 양손을 올린다

손등은 붙이고 다리는 허리 너비로 벌린다. 어깨는 최대한 힘을 빼서 따라 올라가지 않는다.

2
팔을 아래로 내렸다가 올린다

가슴을 활짝 열고 양팔을 천천히 아래로 내려 엉덩이 뒤로 양 손가락 끝을 붙인다. 백조의 우아한 날갯짓을 떠올리며 동작 1~2를 10회 반복한다.

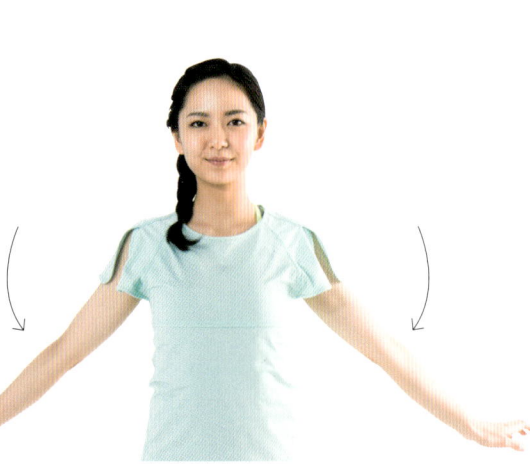

POINT

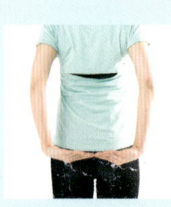

동작 2에서 엉덩이 뒤로 손가락 끝을 확실히 닿게 한 다음 잠시 자세를 유지한다. 손등이 아래쪽을 향하게 한다.

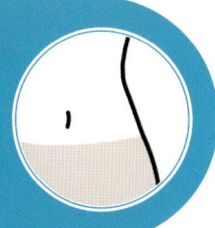

04 허리 라인을 잘록하게
팔 뻗어 옆구리 늘이기

옆구리 근육은 움직임이 많지 않아 굳기 쉽다.
팔 동작을 가미해 옆구리를 자주 늘이면 허리가 잘록해지며 요통도 예방할 수 있다.

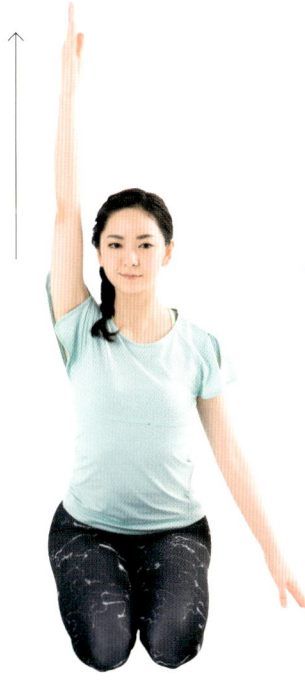

1 무릎을 꿇고 앉아 한쪽 팔을 위로 뻗는다

왼손은 바닥을 짚고 오른손은 위로 뻗는다.

2 상체를 기울여 옆구리를 늘인다

엉덩이를 오른쪽으로 비껴 앉으면서 상체를 왼쪽으로 기울인다. 옆구리가 늘어나는 것을 느끼면서 호흡을 5회 반복한다. 동작 1로 돌아가서 반대쪽도 똑같이 한다.

NG! 몸이 앞으로 기울면 효과가 없다

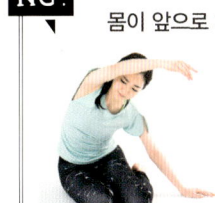

팔과 옆구리를 늘일 때 몸이 앞으로 기울면 옆구리를 사용할 수 없다. 옆으로 몸을 기울인다고 생각하며 동작하자.

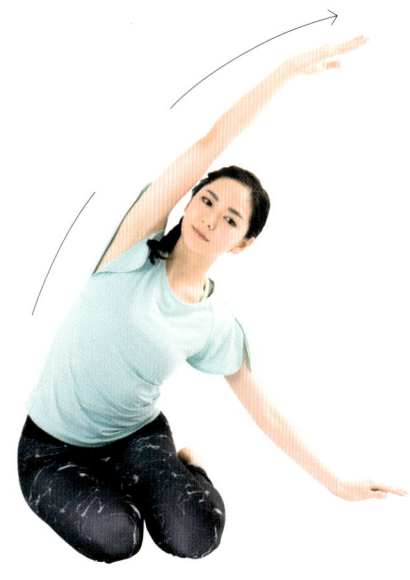

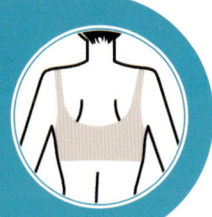

05 뭉친 등과 허리를 시원하게
누워서 좌우로 다리 넘기기

골반을 좌우로 움직여 척추를 정렬하고 등과 허리 근육을 늘이는 동작.
오래 서 있거나 허리를 무리한 날 실시하면 경직된 등과 허리가 이완되면서 온몸이 개운해진다.

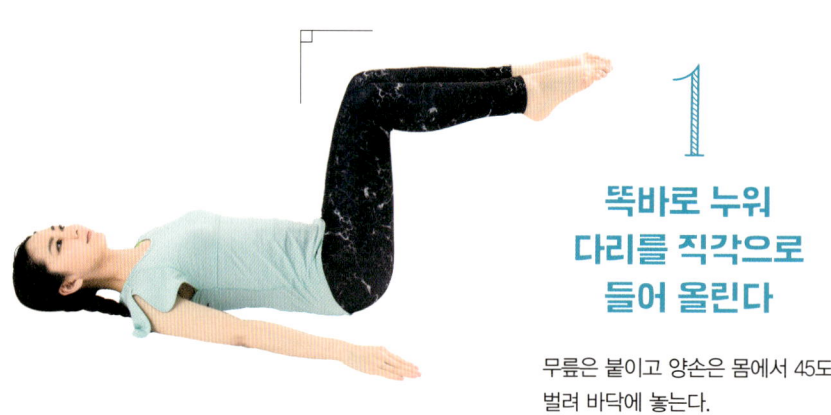

1
똑바로 누워 다리를 직각으로 들어 올린다

무릎은 붙이고 양손은 몸에서 45도 벌려 바닥에 놓는다.

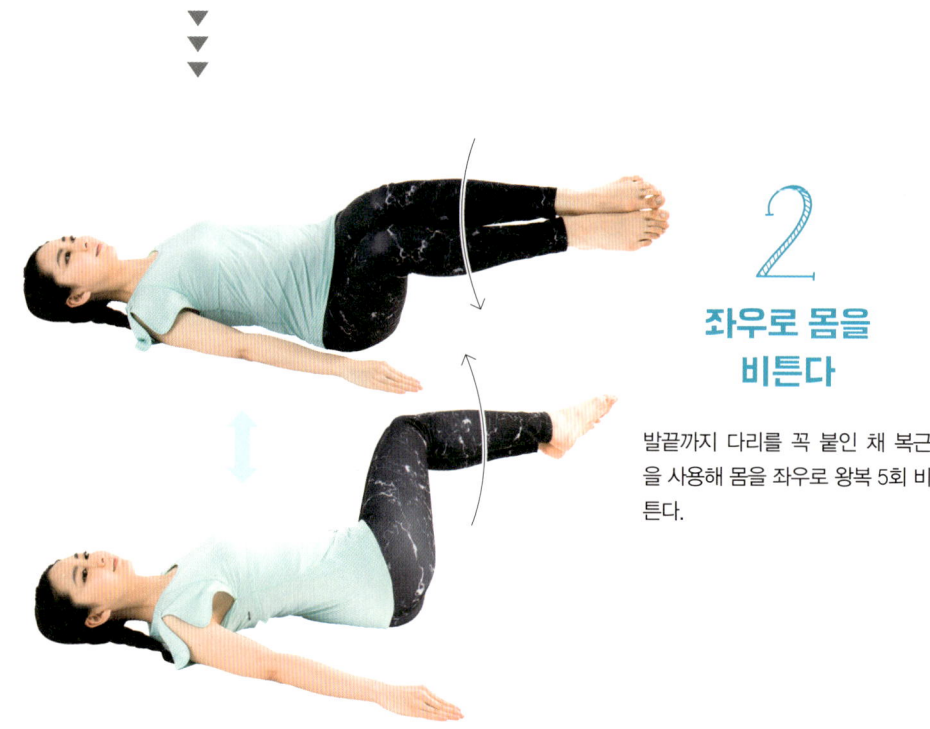

2
좌우로 몸을 비튼다

발끝까지 다리를 꼭 붙인 채 복근을 사용해 몸을 좌우로 왕복 5회 비튼다.

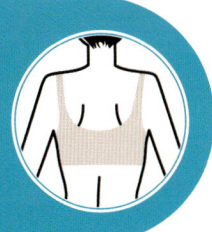

06 후면 근육 강화
누워서 뒤로 다리 넘기기

몸을 바로 세우고 균형을 잡는 데 필요한 뒷근육을 강화하는 동작.
취침 전 실시하면 스트레스가 완화되고 전신의 혈액순환도 좋아진다.

1 무릎을 세우고 똑바로 눕는다

양손은 45도 벌려서 바닥에 놓는다.

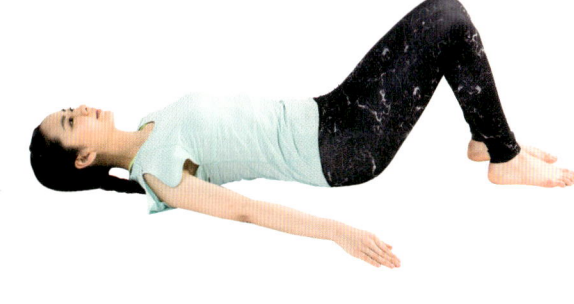

2 엉덩이를 들어 올려 다리를 뒤로 넘긴다

양손으로 바닥을 누르고 복근을 조이면서 엉덩이를 들어 올린다. 두 다리를 머리 뒤로 넘긴다.

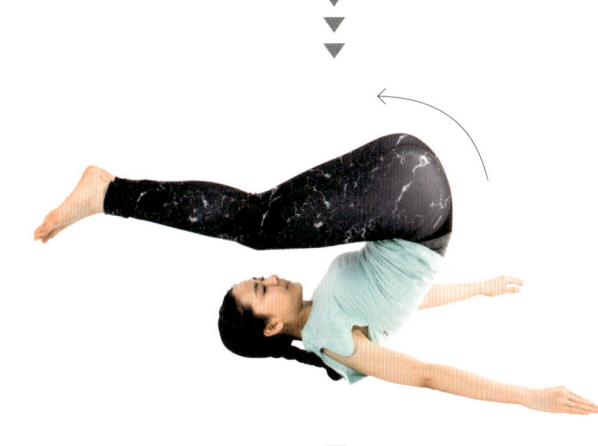

3 발끝을 바닥에 대고 호흡한다

등 전체가 늘어나는 것을 느끼면서 호흡을 5회 반복한다. 복근이 약한 사람은 양손으로 허리를 받쳐 다리를 올릴 수 있는 데까지만 올린다.

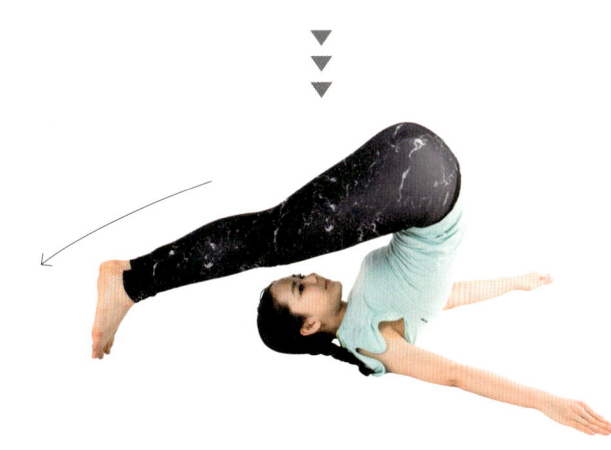

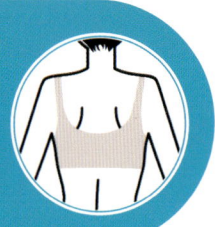

07 약한 허리를 튼튼하게
팔다리 위로 들기

척추기립근과 엉덩이의 대둔근을 동시에 강화하는 동작.
허리 근력이 단련되어 요통을 예방하고 바른 자세를 유지하게 도와준다.

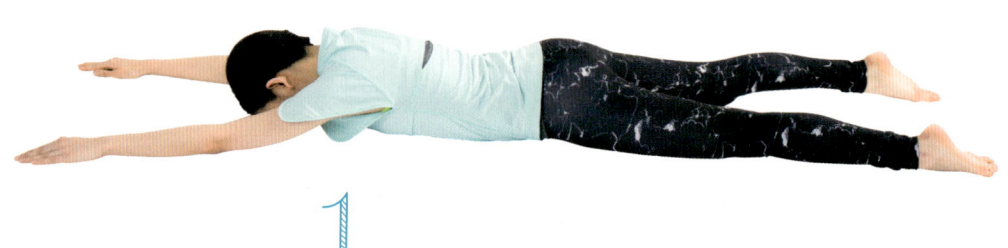

1
엎드려서 팔과 다리를 뻗는다

이마는 바닥에 대고 다리는 허리 너비보다 조금 넓게 벌린다.

▼
▼
▼

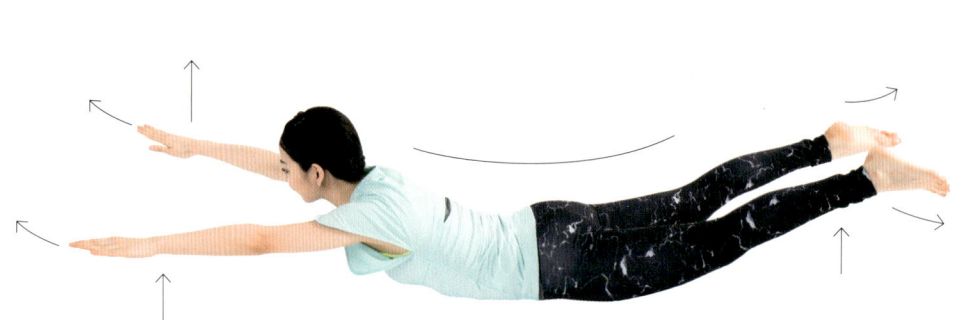

2
이마, 팔, 다리를 바닥에서 들어 올린다

복근에 힘을 주고 팔과 다리를 양쪽에서 잡아당긴다고 생각하면서 동시에 들어 올린다. 등 근육이 강화되는 것을 느끼며 천천히 5회 호흡한다.

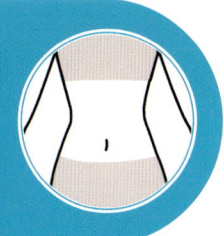

08 뻐근하고 아픈 허리를 가볍게
엎드려 허리 세우기

요통이 있거나 오래 앉아서 일하는 사람에게 꼭 필요한 스트레칭.
허리 근육을 이완하여 피로를 풀고 통증을 완화한다.

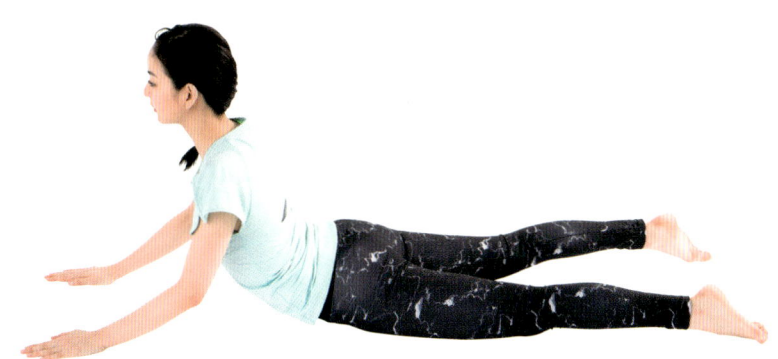

1 엎드려서 상반신을 들어 올린다

양손으로 바닥을 밀면서 상반신을 들어 올린다. 허리에는 전혀 힘이 들어가지 않는다.

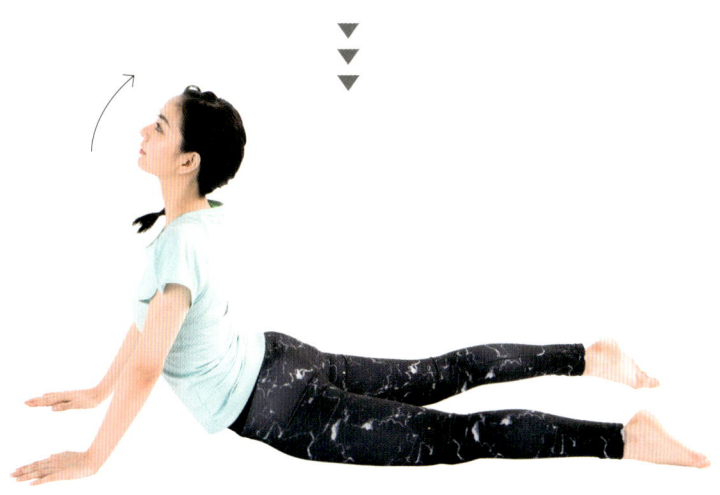

2 고개를 뒤로 젖히면서 팔을 쭉 편다

호흡을 천천히 5회 반복한다. 허리에 통증이 느껴지면 무리하지 않는다. 처음부터 무리하게 상체를 들어 올리기보다는 점진적으로 자세를 완성해간다.

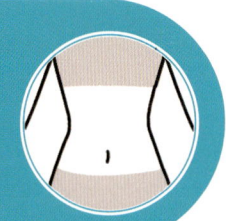

09 뻣뻣한 허리를 유연하게
좌우로 다리 넘기기

하반신을 좌우로 움직여 내·외복사근을 단련한다.
허리의 측면 근육을 늘이고 강화하면 걷거나 숙이는 신체의 움직임이 훨씬 부드러워진다.

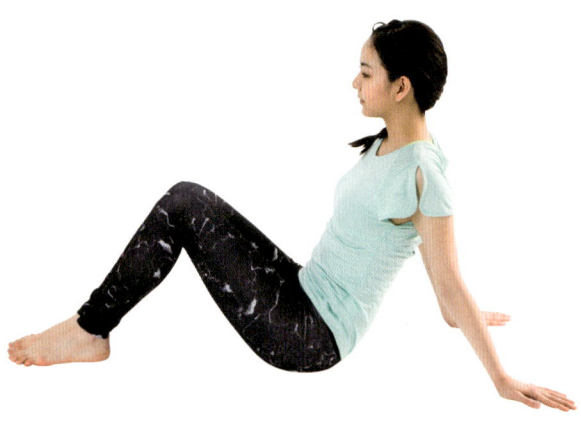

1
무릎을 세우고 앉아 양손으로 뒤를 짚는다

무릎은 붙여서 직각으로 세우고 양손으로 몸을 지탱한다.

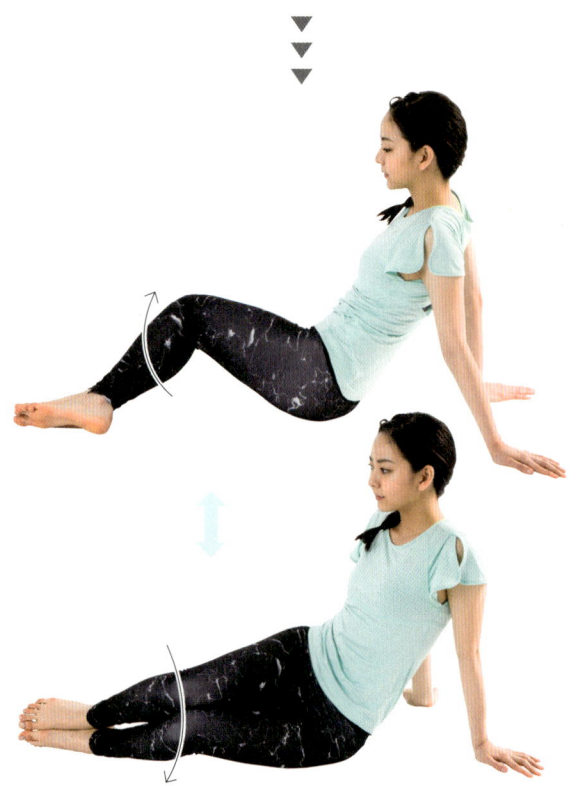

2
다리를 붙여 좌우로 넘긴다

무릎에서 발꿈치까지 딱 붙인 채 천천히 무릎을 바닥에 가까이 댄다. 허리 옆근육이 늘어나는 것을 느끼면서 왕복 5회 반복한다.

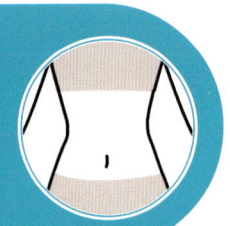

10 복부 군살을 날씬하게
앉아서 호흡하기

복식호흡을 하면서 하복부에 강한 자극을 주는 동작.
납작하고 탄탄한 아랫배를 만들며, 깊은 호흡으로 장에 움직임이 생겨 변비 해소에도 도움이 된다.

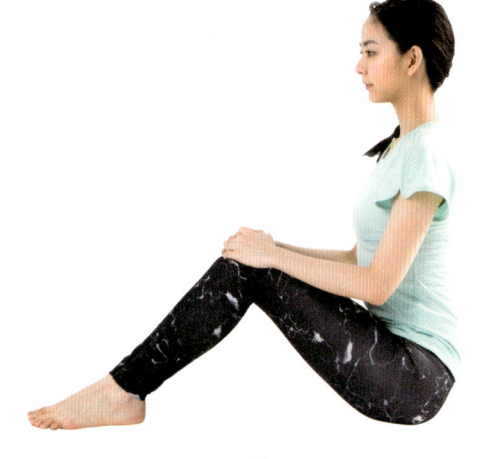

1 바닥에 앉아 등을 쭉 편다

무릎은 낮게 세우고 양손은 무릎 위에 올린다.

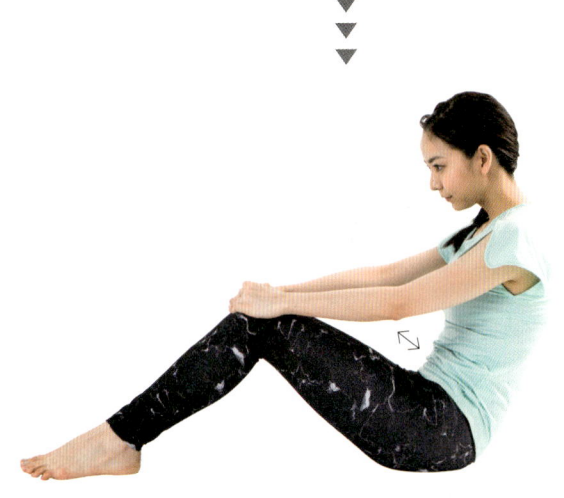

2 복식호흡에 맞춰 배꼽을 움직인다

코로 천천히 숨을 들이마시면서 배꼽을 내밀었다가 숨을 참고 3~5초 정도 정지한다. 숨을 완전히 내쉬면서 천천히 배꼽을 집어넣는다. 5회 반복한다.

NG! 새우등이 되지 않게 한다

새우등이 되면 충분한 호흡이 어려워지므로 등을 똑바로 세우고 동작을 시작한다.

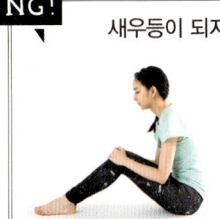

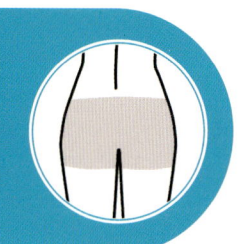

11 엉덩이 근육 강화
골반 들어 올리기

엉덩이와 척추기립근을 동시에 강화하는 동작.
힙 업 효과가 탁월하며, 허리가 약하거나 요통이 있는 사람에게 효과적인 스트레칭이다.

1 무릎을 세우고 똑바로 눕는다

다리는 허리 너비로 벌리고 양손은 몸에서 45도 떨어트려 바닥에 놓는다.

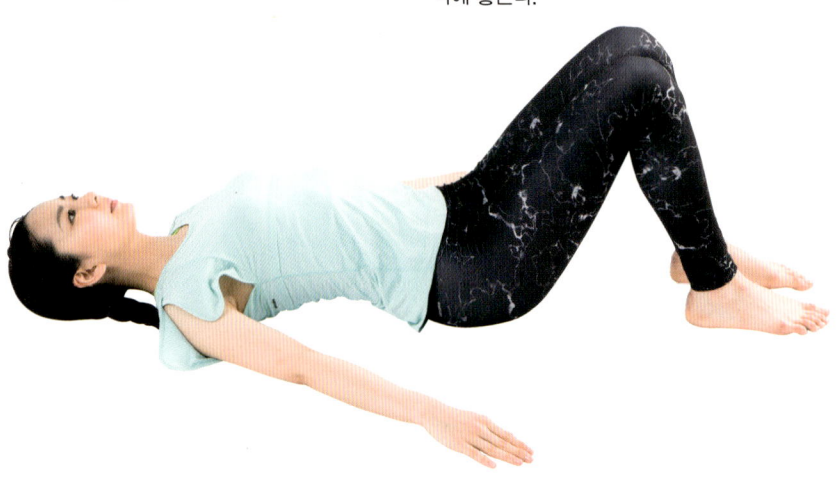

2 골반을 천천히 들어 올린다

꼬리뼈에서부터 척추를 하나씩 바닥에서 떼어낸다는 느낌으로 골반을 들어 올린다. 어깨와 무릎이 일직선이 되는 지점에서 멈춘다.

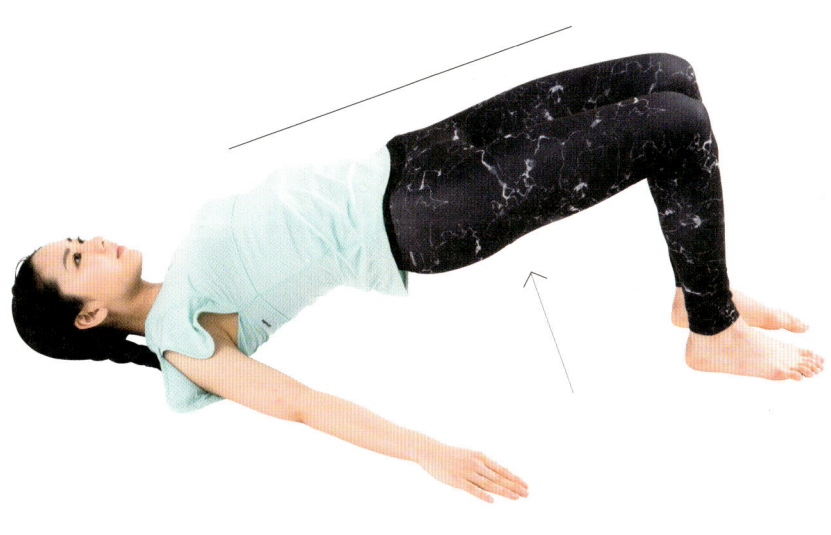

3 팔을 머리 위로 뻗고 자세를 유지한다

엉덩이를 꽉 조이면서 자세를 유지한다. 엉덩이에 힘이 들어가는 것을 느끼면서 호흡을 5회 반복한다.

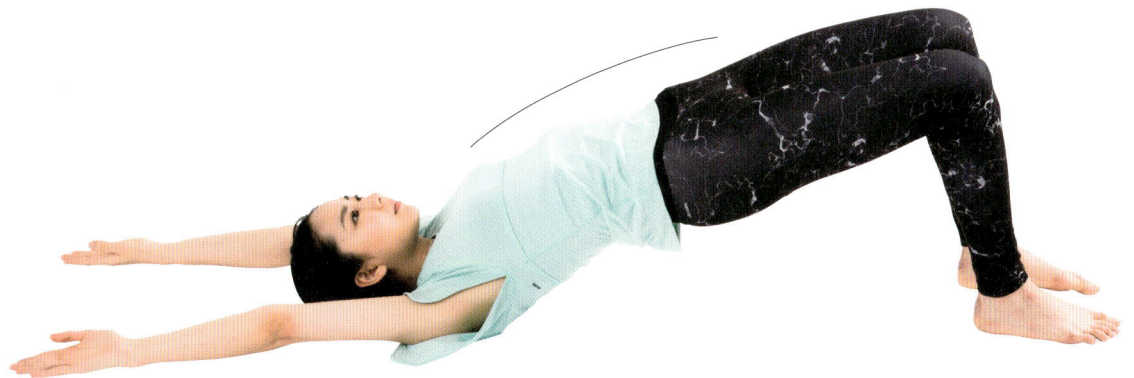

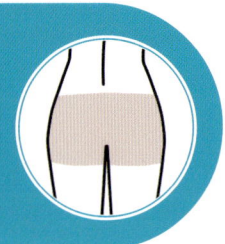

12 처진 엉덩이를 탄력 있게
엎드려 다리 들어 올리기

엉덩이 윗부분과 허벅지를 단련하여 예쁘고 탄력 있는 엉덩이를 만든다.
하체 비만을 해소하는 데도 효과적이다.

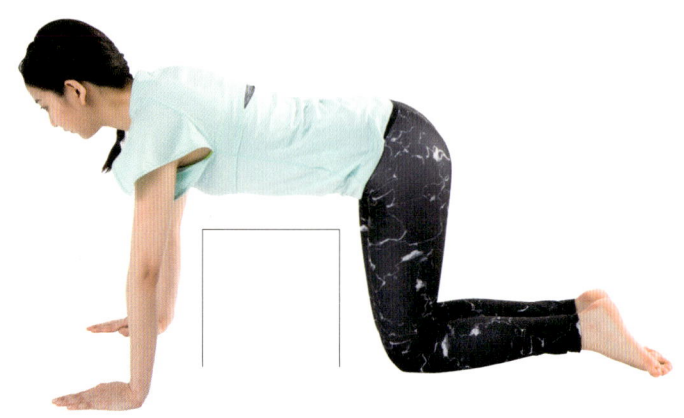

1 바닥에 양손과 무릎을 대고 엎드린다

몸이 사각 테이블이 되었다고 생각하면 쉽다. 등을 똑바로 편 채 한쪽 다리를 옆으로 들어 올린다. 올릴 수 있는 만큼만 올려도 괜찮다. 원래 자세로 돌아와서 10회 반복한다.

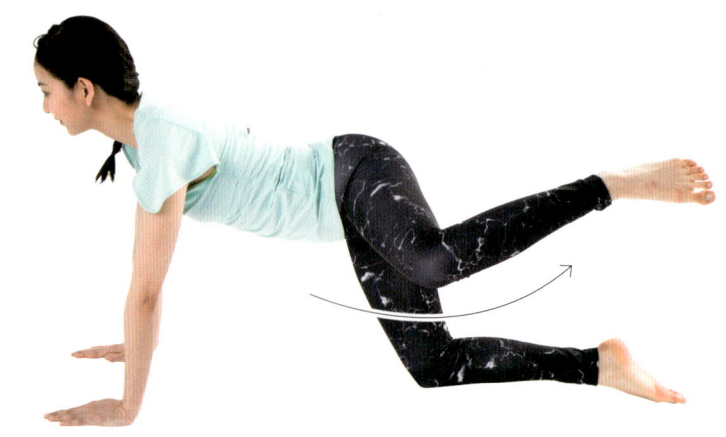

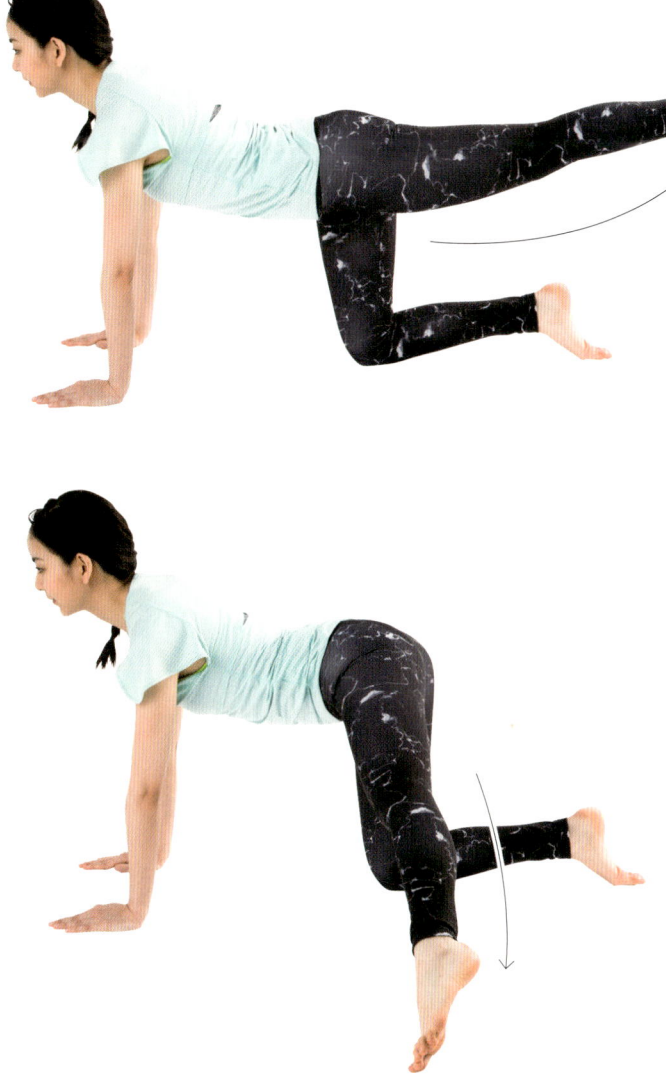

2
다리를 뒤로 쭉 뻗는다

동작 1의 기본자세에서 다리를 뒤쪽으로 쭉 뻗는다. 무릎을 편 상태로 다리를 몸 옆까지 뻗는다. 엉덩이 위쪽부터 허벅지까지 의식하면서 10회 반복한다. 반대쪽 다리도 똑같이 한다.

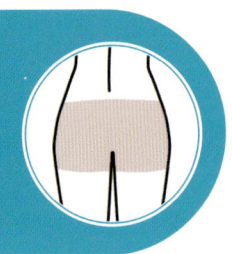

13 엉덩이를 볼륨감 있게
엎드려 좌우로 다리 뻗기

엉덩이 측면 근육인 중둔근을 단련하는 동작. 다리를 들고 동작을 취하기 때문에 전신의 균형감을 향상시키는 데도 좋다. 12번과 함께하면 효과가 배가된다.

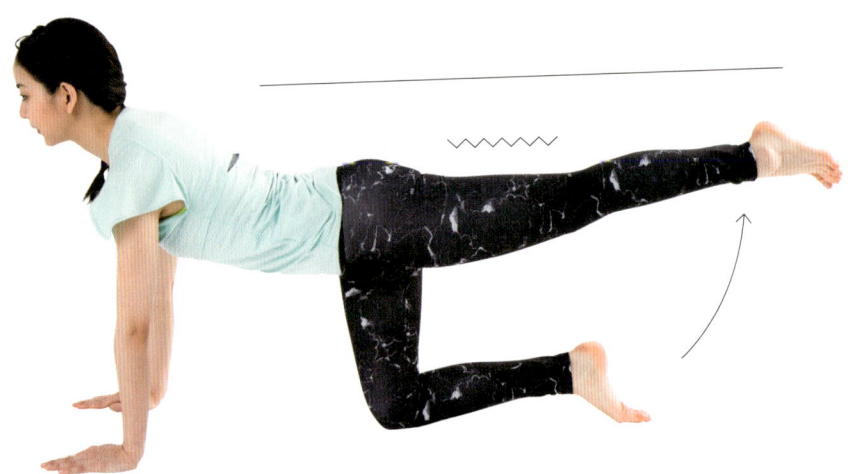

1 양손과 무릎을 대고 엎드려 한쪽 다리를 들어 올린다

허벅지 뒤쪽 근육에 집중하면서 정수리부터 발끝까지 일직선이 되게 한다.

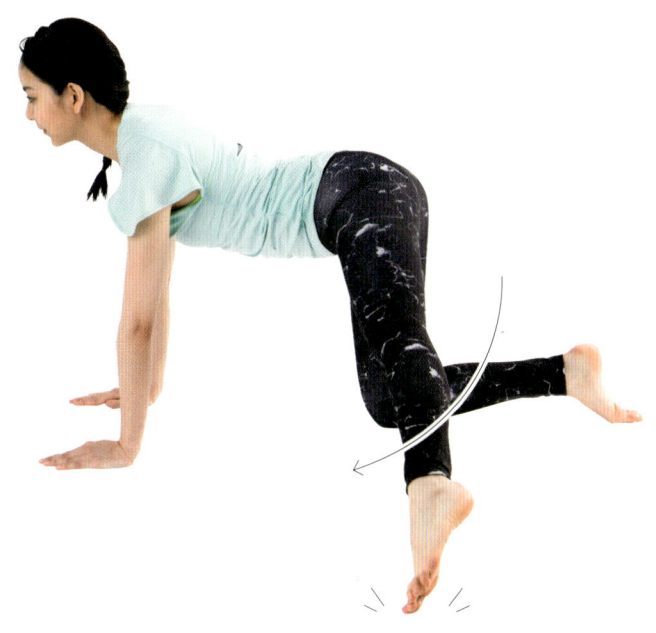

2
몸 옆쪽 바닥을 터치한다

다리를 몸 옆으로 뻗어 발끝으로 가볍게 바닥을 터치한다. 이때 엉덩이가 내려가지 않게 하고, 손목에 무리가 가지 않도록 손바닥으로 바닥을 민다.

3
대각선 뒤쪽 바닥을 터치한다

다리를 들어서 대각선 뒤쪽 바닥을 발끝으로 터치한다. 동작 1~3을 10회 반복한 뒤 반대쪽 다리도 똑같이 한다.

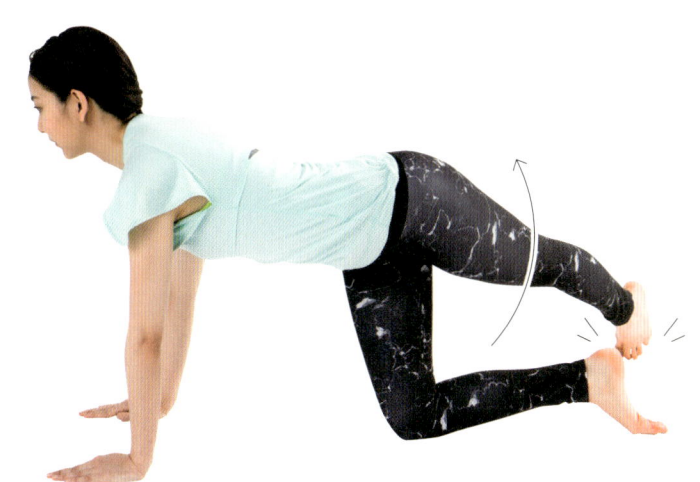

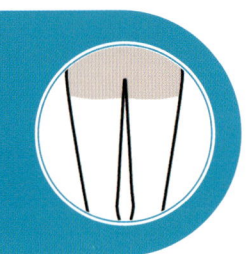

14 다리 라인을 슬림하게
옆으로 누워 원 그리기

허벅지를 중심으로 다리 전체를 자극해 곧고 날씬한 다리를 만든다.
허벅지를 단련하면 기초대사가 향상되기 때문에 체중 감소에도 도움이 된다.

1 옆으로 누워서 왼쪽 다리를 들어 올린다

오른쪽 팔꿈치로 바닥을 짚어 상반신을 세우고, 왼쪽 다리는 골반보다 약간 높게 들어 올린다. 오른쪽 다리는 직각으로 구부린다.

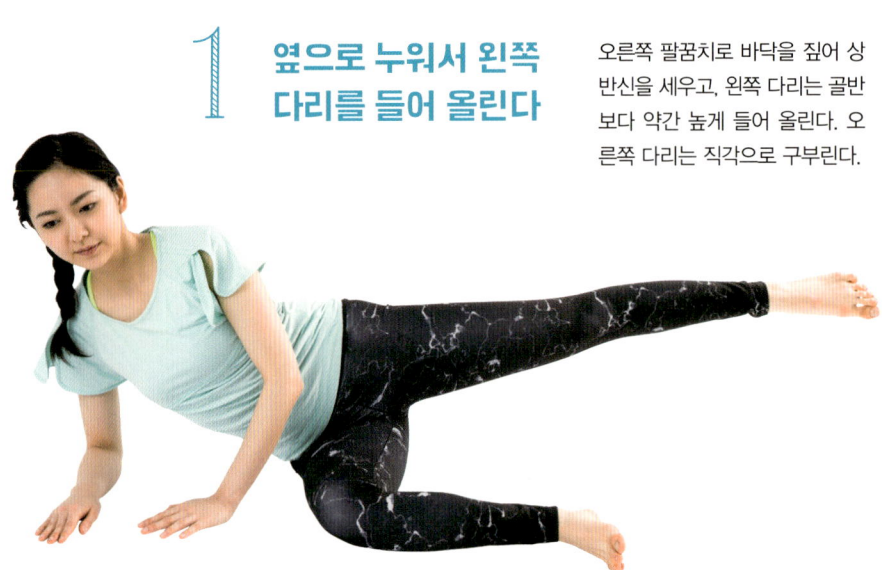

POINT 오른쪽 다리는 90도로 구부린다

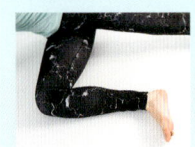

다리를 직각으로 구부려 단단히 지탱하면 들어 올린 다리의 허벅지 근육을 모두 사용할 수 있다.

2 발끝으로 원을 그리듯 바깥쪽으로 돌린다

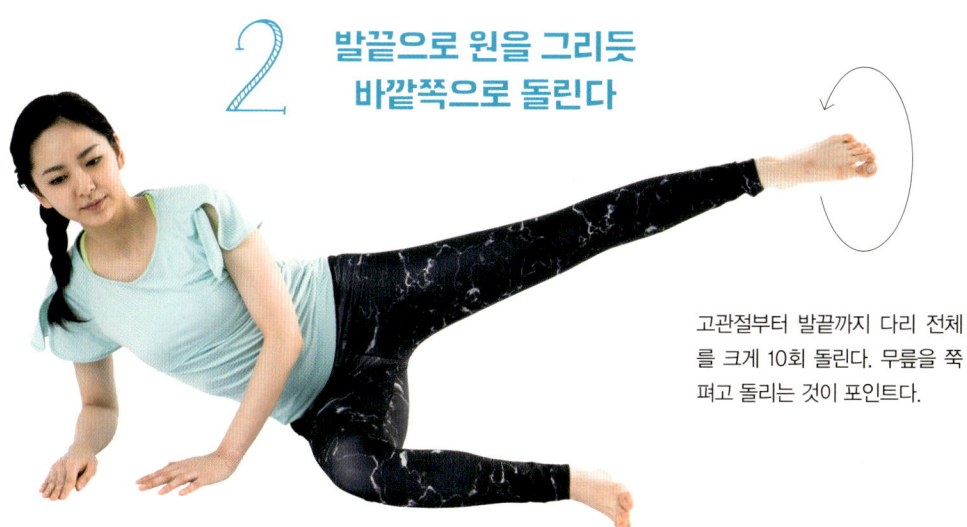

고관절부터 발끝까지 다리 전체를 크게 10회 돌린다. 무릎을 쭉 펴고 돌리는 것이 포인트다.

▼
▼

3 발끝으로 원을 그리듯 안쪽으로 돌린다

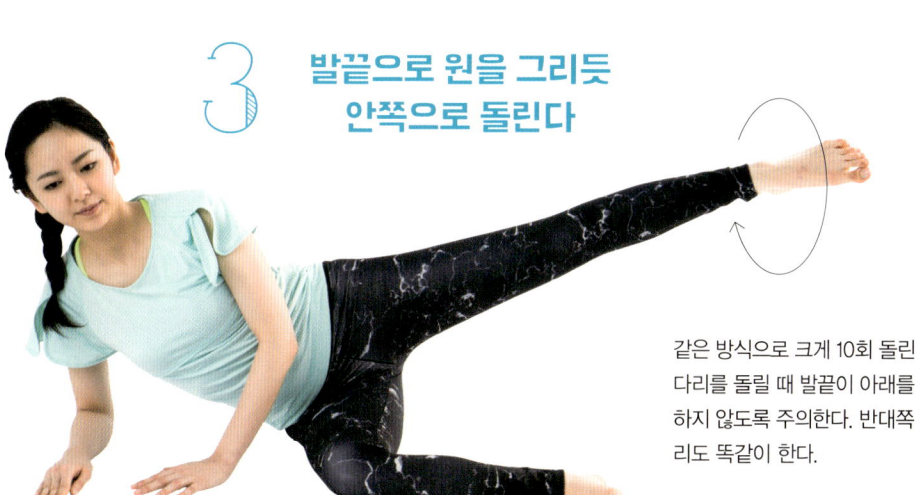

같은 방식으로 크게 10회 돌린다. 다리를 돌릴 때 발끝이 아래를 향하지 않도록 주의한다. 반대쪽 다리도 똑같이 한다.

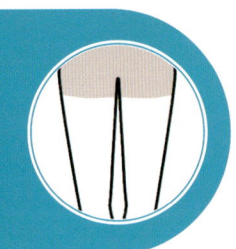

15 허벅지 군살을 날씬하게
옆으로 누워 다리 들기

내전근을 단련해 허벅지 안쪽의 보기 싫은 군살을 없애는 동작이다.
꾸준히 하면 각선미가 좋아져 옷맵시가 살아난다. 14번과 함께하면 효과가 배가된다.

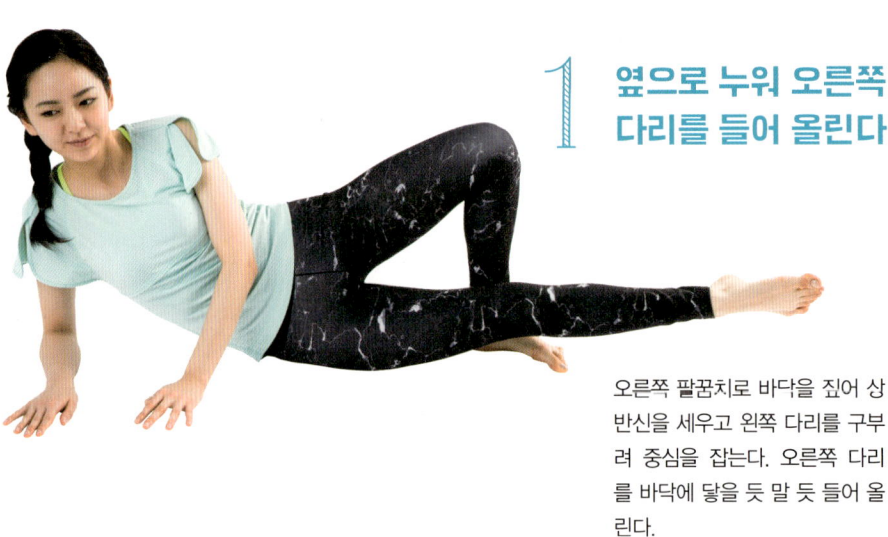

1 옆으로 누워 오른쪽 다리를 들어 올린다

오른쪽 팔꿈치로 바닥을 짚어 상반신을 세우고 왼쪽 다리를 구부려 중심을 잡는다. 오른쪽 다리를 바닥에 닿을 듯 말 듯 들어 올린다.

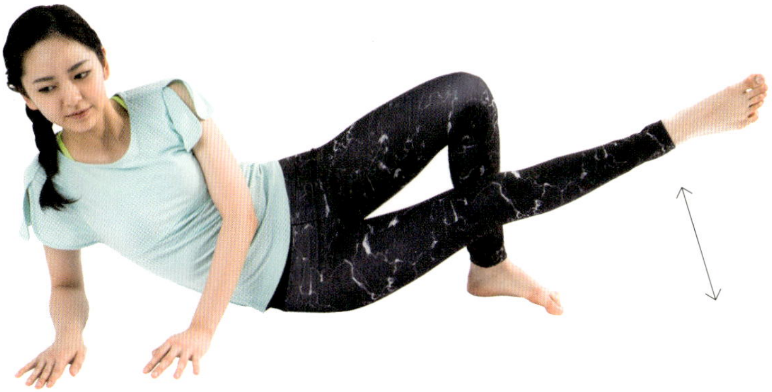

2 다리를 위아래로 움직인다

안쪽 허벅지로 무거운 공기를 밀어 올리듯이 움직이는 것이 포인트다. 최대한 들어 올렸으면 바닥에 닿기 직전까지 천천히 내리고 멈춘다. 10회 반복한다.

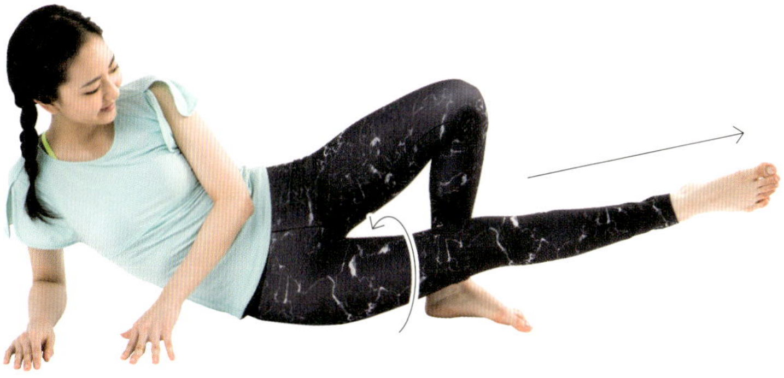

3 원을 그리며 안쪽, 바깥쪽으로 돌린다

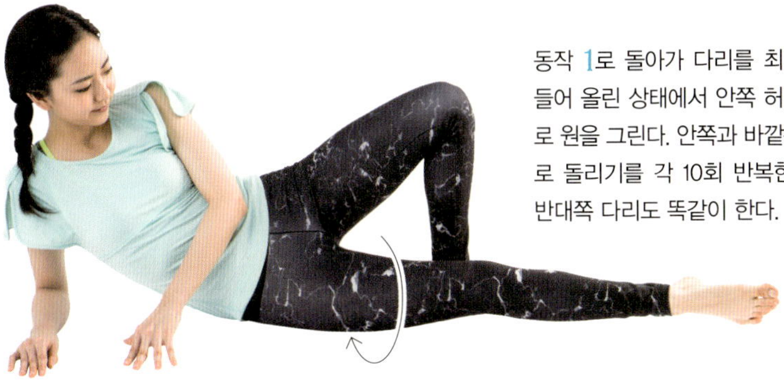

동작 1로 돌아가 다리를 최대한 들어 올린 상태에서 안쪽 허벅지로 원을 그린다. 안쪽과 바깥쪽으로 돌리기를 각 10회 반복한 뒤 반대쪽 다리도 똑같이 한다.

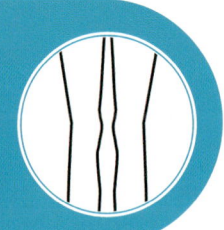

16 약한 무릎을 튼튼하게
무릎 접어 허벅지 늘이기

무릎 주변 근육을 단련하여 무릎 관절을 강화하고 통증을 예방한다.
하체의 혈액순환이 좋아지고 피로가 풀리는 효과도 있다.

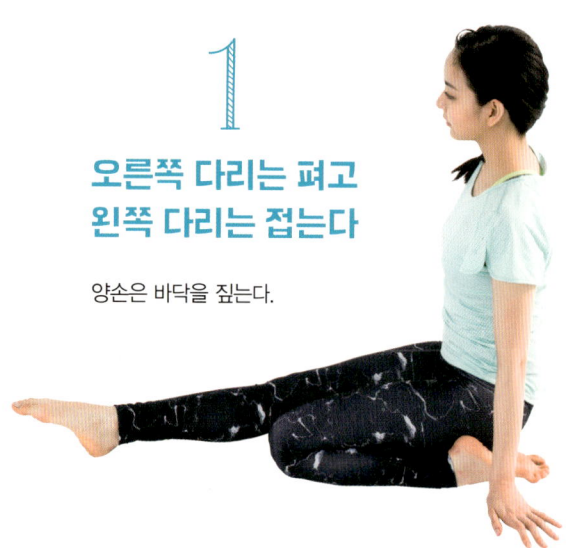

1
오른쪽 다리는 펴고 왼쪽 다리는 접는다

양손은 바닥을 짚는다.

2
상체를 뒤로 젖히고 천천히 호흡한다

양쪽 팔꿈치가 바닥에 닿을 때까지 상체를 뒤로 젖히고 호흡을 5회 반복한다. 무릎이 많이 뜨거나 통증이 느껴지는 사람은 가능한 만큼만 상체를 젖힌다. 반대쪽 다리도 똑같이 한다.

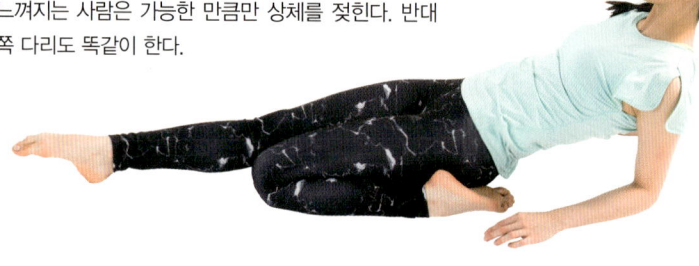

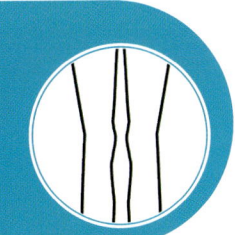

17 하체 힘을 강하게
무릎으로 서서 버티기

나이 들수록 약해지는 다리 힘을 키우는 데 효과적인 동작.
무릎으로 서서 상체를 뒤로 젖히고 버티는 동작을 통해 하체 근력과 복근이 강화된다.

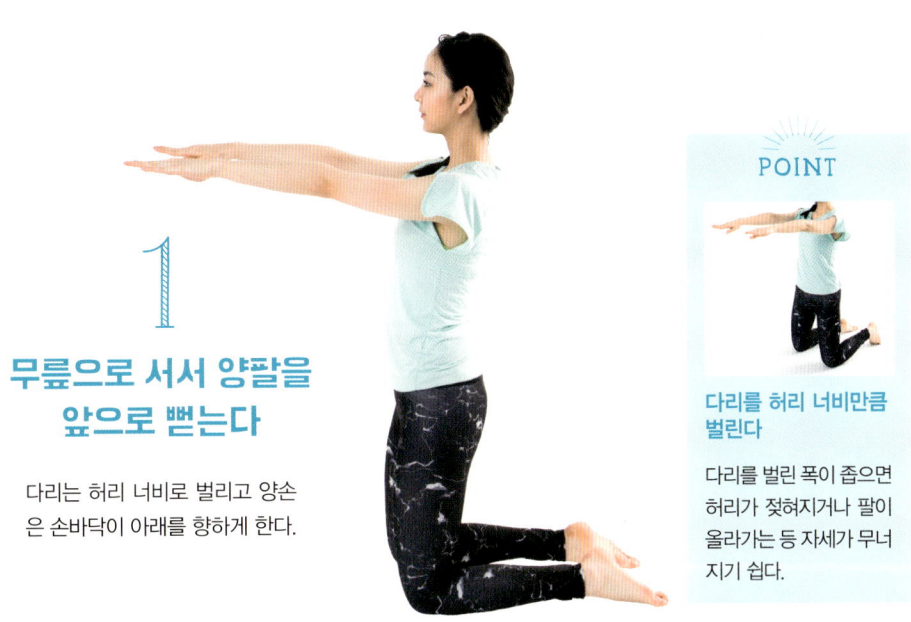

1 무릎으로 서서 양팔을 앞으로 뻗는다

다리는 허리 너비로 벌리고 양손은 손바닥이 아래를 향하게 한다.

POINT

다리를 허리 너비만큼 벌린다

다리를 벌린 폭이 좁으면 허리가 젖혀지거나 팔이 올라가는 등 자세가 무너지기 쉽다.

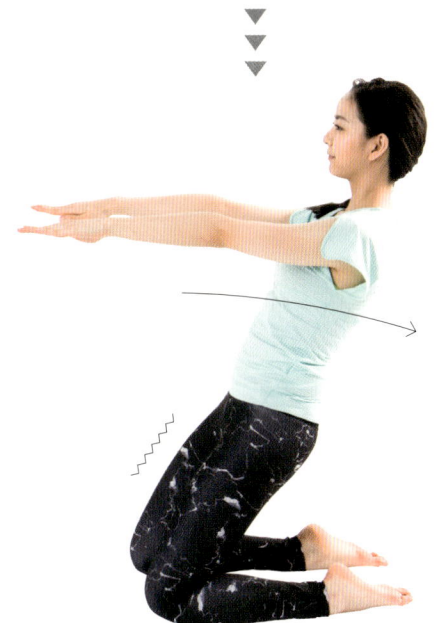

2 그대로 몸을 뒤로 젖힌다

복근에 힘을 주면서 몸의 중심을 조금씩 뒤로 이동시킨다. 무릎 위 근육에 힘이 들어가는 것을 느껴본다. 동작 1~2를 5회 반복한다.

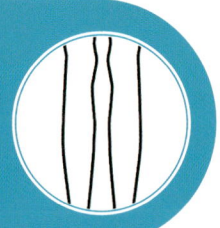

18 무거운 다리를 가볍게
앉아서 종아리 늘이기

발목에서 무릎, 엉덩이까지 이어지는 근육과 골반에서 허리까지 이어지는 근육을 동시에 늘이는 동작. 다리의 혈액순환을 돕고 하체 관절을 바로잡아준다.

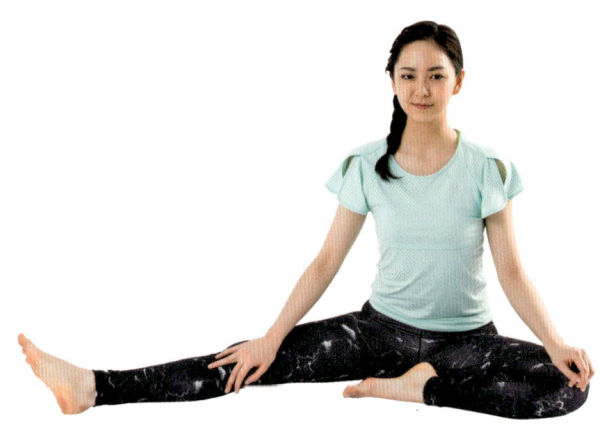

1
왼쪽 다리를 접고 앉는다

오른쪽 다리는 옆으로 쭉 뻗는다.

▼▼▼

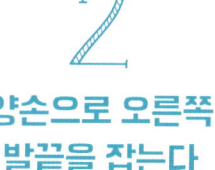

2
양손으로 오른쪽 발끝을 잡는다

오른쪽 종아리가 늘어나는 것을 느끼면서 호흡을 천천히 5회 반복한다. 반대쪽도 똑같이 한다.

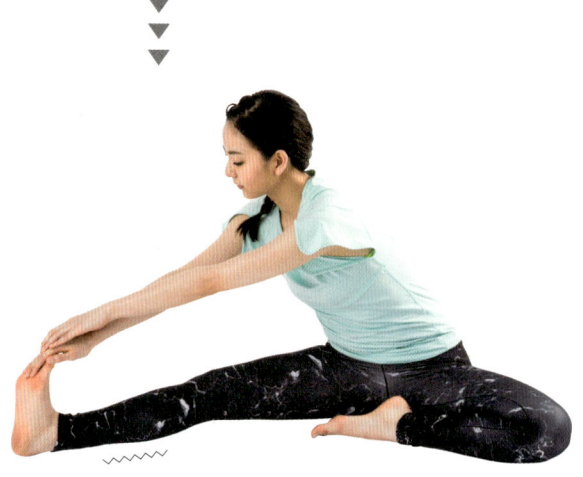

POINT 손을 뻗었을 때 닿는 곳까지만 잡아도 좋다

몸이 뻣뻣해서 발끝을 잡기 어렵다면 손이 닿는 곳까지만 잡고 늘려도 된다. 매일 꾸준히 하면 조금씩 발끝과 가까워진다.

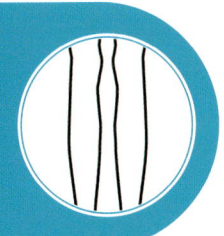

19 뭉친 종아리를 시원하게
벽 짚고 종아리 늘이기

서서 일하거나 하루 종일 앉아서 일하는 사람에게 꼭 필요한 스트레칭.
발뒤꿈치를 확실하게 디뎌야 종아리가 시원해지면서 다리의 피로가 풀린다.

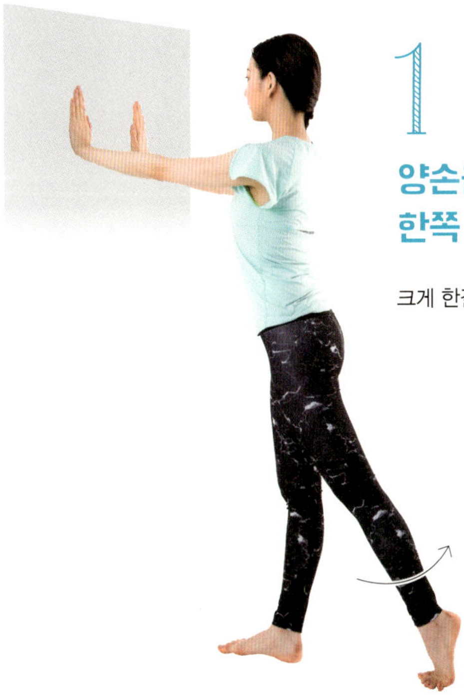

1
**양손을 벽에 대고
한쪽 다리를 뒤로 뺀다**

크게 한걸음 정도 뒤로 뻗는다.

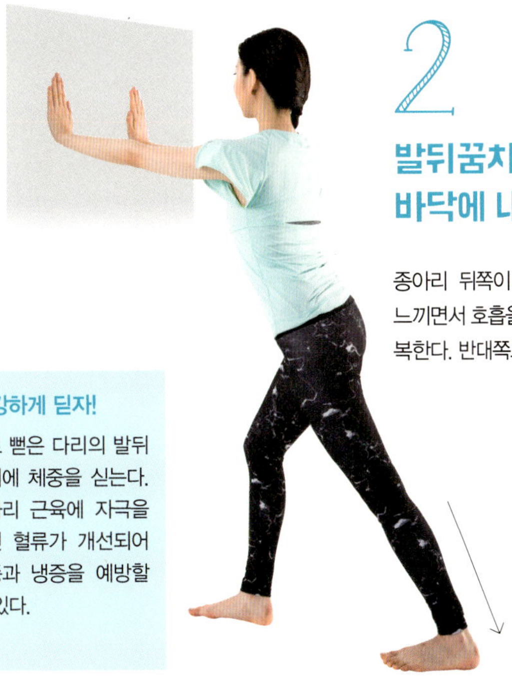

2
**발뒤꿈치를
바닥에 내린다**

종아리 뒤쪽이 늘어나는 것을
느끼면서 호흡을 천천히 5회 반
복한다. 반대쪽도 똑같이 한다.

POINT 발뒤꿈치를 강하게 딛자!

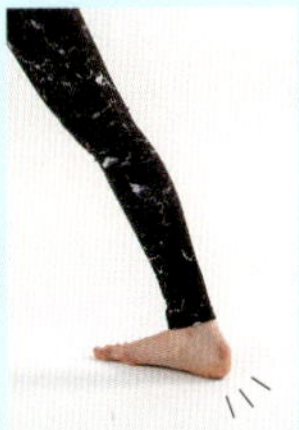

뒤로 뻗은 다리의 발뒤
꿈치에 체중을 싣는다.
종아리 근육에 자극을
주면 혈류가 개선되어
부종과 냉증을 예방할
수 있다.

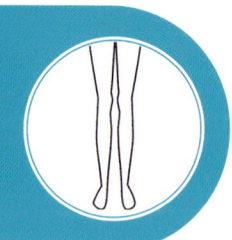

20 허벅지, 무릎, 발목에 효과적
발 잡고 다리 스트레칭

다리 근육을 골고루 스트레칭하여 하체의 신경 흐름과 혈액순환을 원활하게 한다. 좌골신경통과 하지정맥류를 예방하는 효과도 있다.

1 앉아서 오른쪽 발을 양손으로 끌어안는다

왼쪽 다리는 쭉 뻗는다.

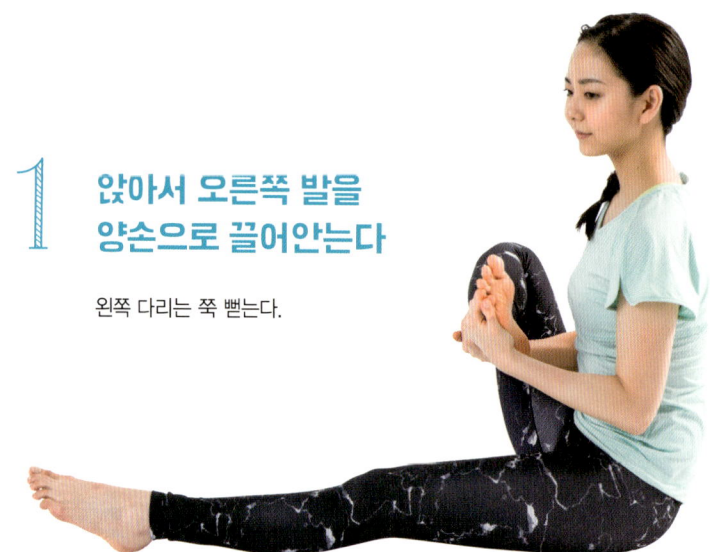

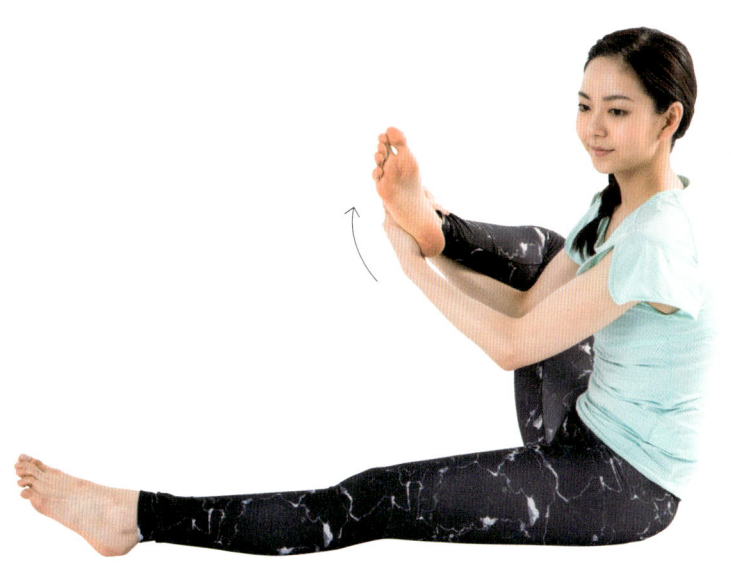

2

끌어안은 발을 좌우로 흔든다

오른쪽 종아리가 바닥과 평행이 되게 하여 좌우로 천천히 5회 움직인다. 엉덩이에서 종아리까지 이완되는 감각을 느낀다.

3

발바닥 전체를 늘인다

오른손으로 바닥을 짚고 왼손으로 오른쪽 발끝을 바깥 방향으로 잡고 뻗는다. 오른쪽 다리 뒤쪽과 발바닥 전체가 늘어나는 것을 느끼면서 호흡을 5회 반복한다.

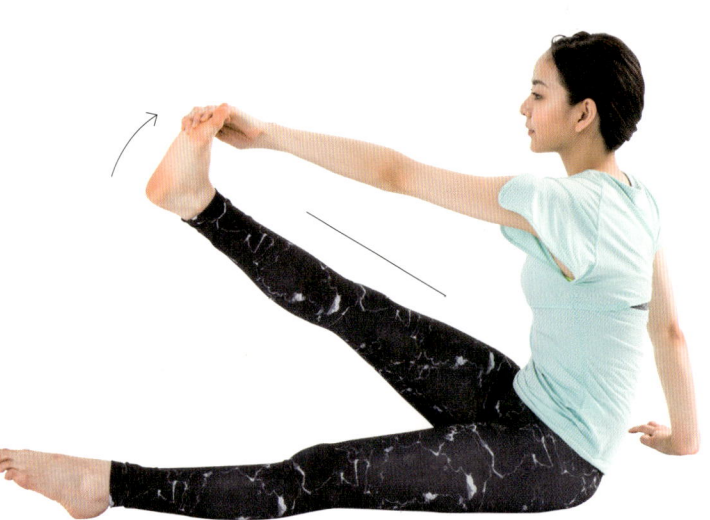

4

뻗은 다리를 왼쪽으로 당긴다

발끝을 왼쪽으로 살짝 당기고 상체는 다리와 반대 방향으로 비튼다. 다리 바깥쪽 근육이 늘어나는 것을 느끼면서 호흡을 천천히 5회 반복한다.

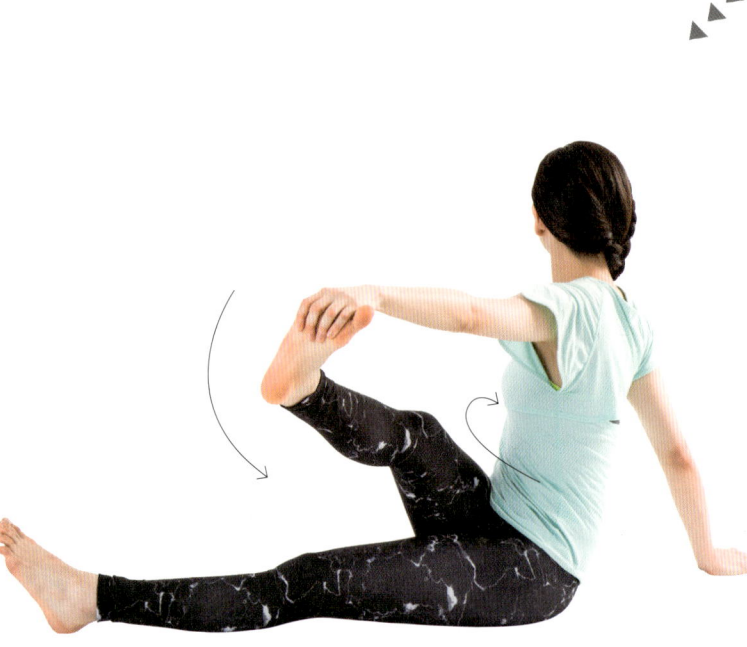

5
다리를 벌려 근육을 더욱 늘인다

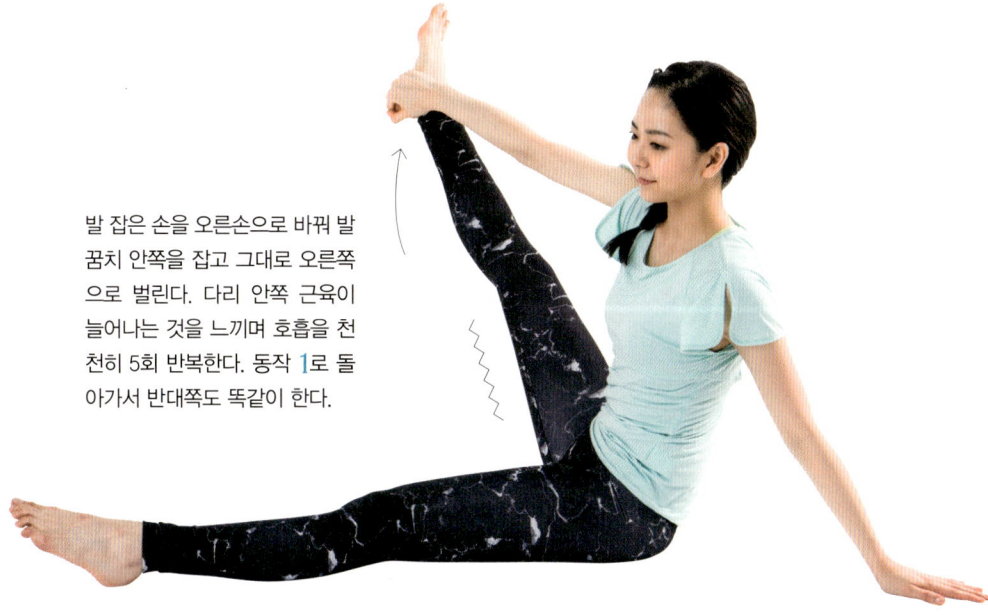

발 잡은 손을 오른손으로 바꿔 발 꿈치 안쪽을 잡고 그대로 오른쪽으로 벌린다. 다리 안쪽 근육이 늘어나는 것을 느끼며 호흡을 천천히 5회 반복한다. 동작 1로 돌아가서 반대쪽도 똑같이 한다.

COLUMN.2 미소가 아름다운 사람이 되는 얼굴 스트레칭

'구륜근'을 조여서 매력적인 입꼬리 만들기

구륜근은 입 주위를 한 바퀴 돌고 있는 근육으로 다른 표정근과도 밀접한 관계가 있다.
이 근육이 약해지면 얼굴 라인 전체가 처지기 때문에 자칫 나이 들거나 우울해 보일 수 있다.
굳어 있는 구륜근을 스트레칭하여 매력적인 인상을 만들자.

1

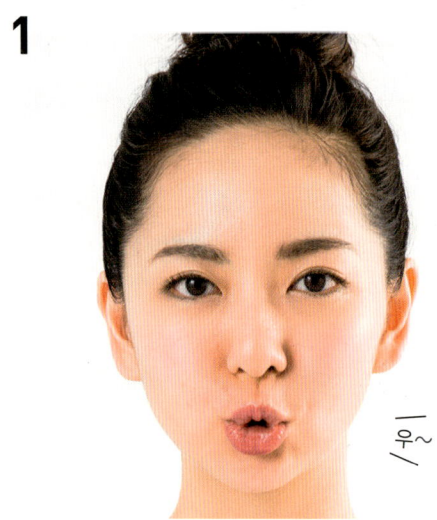

우~

소리를 내면서 입을 오므린다

'우' 하고 소리를 내면서 입을 오므리고 최대한 내밀어 5초 유지한다.

2

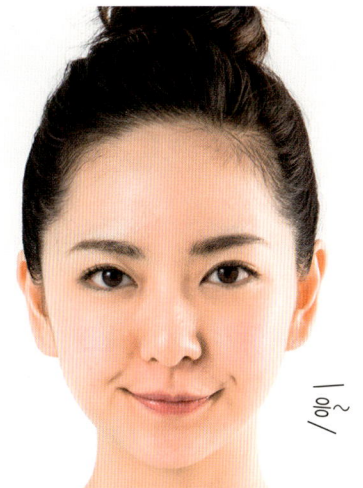

입꼬리를 최대한 늘인다

원래 상태로 돌아가 입을 다물고 '응' 하고 소리를 내면서 양쪽 입꼬리를 최대한 옆으로 길게 늘인다. 이대로 5초간 유지한다.

▼

3

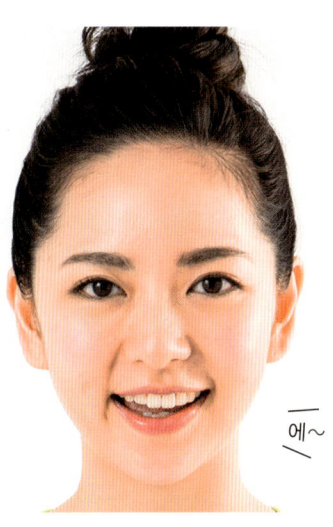

입을 오므렸다가 입꼬리 늘이기를 반복한다

동작 1과 2를 5회 반복한다. '우', '응' 외에도 '에' 소리로 똑같이 해도 효과가 있다.

PART.3

언제 어디서나 가볍게! 틈새 스트레칭

업무 중 틈새 시간, 출퇴근길, 집에서의 휴식 시간 등 단 시간에 어디서든 할 수 있는 틈새 스트레칭을 소개합니다. 쌓인 피로와 통증을 해소하고, 몸과 마음을 진정하는 효과가 있습니다. '간단한데 엄청 기분 좋다!'라고 느끼실 거예요.

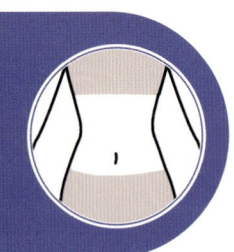

01 허리에 피로감이 느껴질 때
앉아서 몸통 비틀기

책상에 앉아 장시간 숙이고 일하면 등은 굽고, 허리는 피로해지기 쉽다.
틈틈히 등을 쭉 펴고 몸통을 좌우로 움직여 긴장된 허리 근육과 복근을 풀어준다.

**1 무릎은 붙이고
양손은 가슴에 댄다**

엉덩이만 살짝 걸치고 앉아 허리를 곧게 세운다.

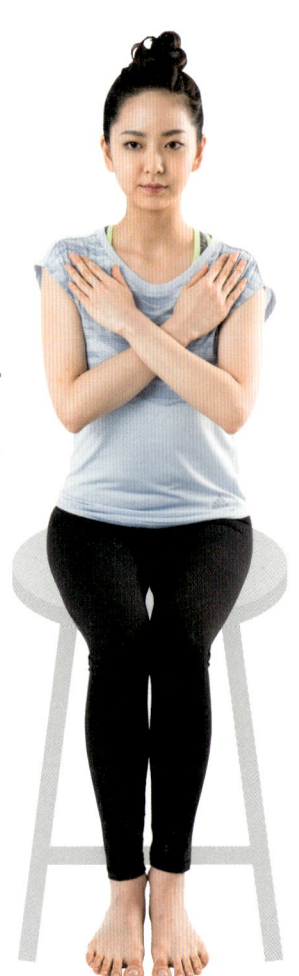

2 숨을 내쉬면서 몸통을 비튼다

숨을 들이마시고 내쉬면서 몸통을 오른쪽으로 비튼다. 이때 무릎은 벌어지지 않게 한다.

3 좌우로 비틀기를 10회 반복한다

제자리로 돌아와 숨을 들이마시고 내쉬면서 왼쪽으로 비튼다. 척추 아래쪽부터 비튼다 생각하고 호흡에 맞춰 천천히 움직인다. 동작 2~3을 왕복 10회 반복한다.

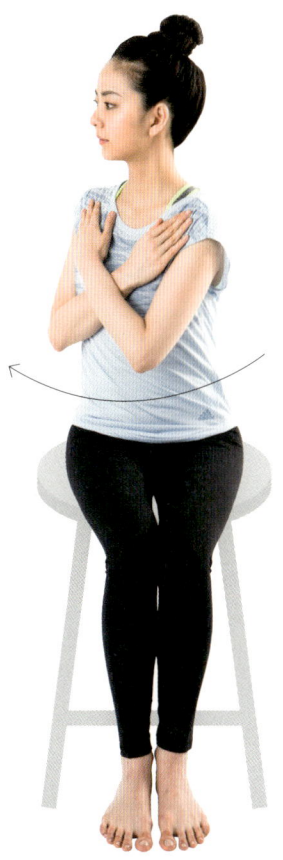

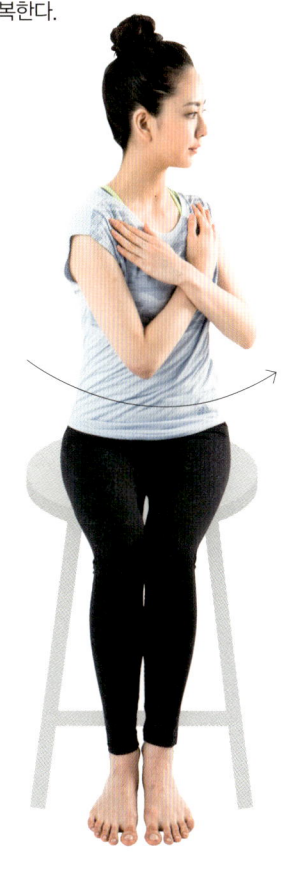

POINT 무릎 사이에 노트를 끼워보자

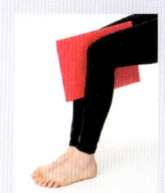

복근에 강한 자극을 주려면 양 무릎을 딱 붙이고 움직여야 한다. 가벼운 노트나 파일을 무릎 사이에 끼우고 하면 벌어지는 것을 막을 수 있다.

사무실 편

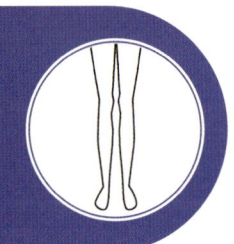

02 다리가 퉁퉁 부었을 때
종아리 스트레칭

'제2의 심장'이라 불리는 종아리와 발목을 이완하여 다리 부종을 해소한다.
일하는 틈틈이 실시하면 혈액순환이 개선되면서 피로감이 줄어든다.

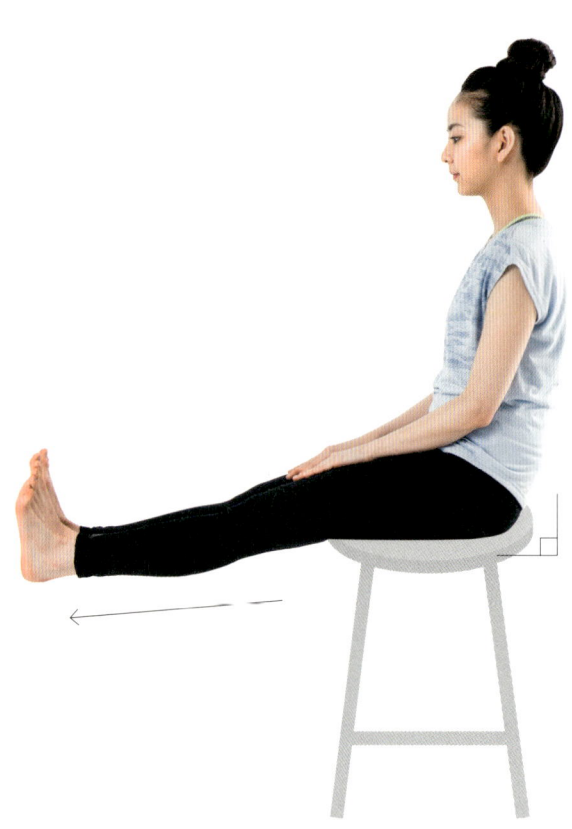

1

다리를 바닥과 수평이 되게 들어 올린다

허리는 세우고(의자 등받이에 기대도 무방하다), 발뒤꿈치는 종아리가 길게 늘어난다고 느껴지는 부분까지 내민다.

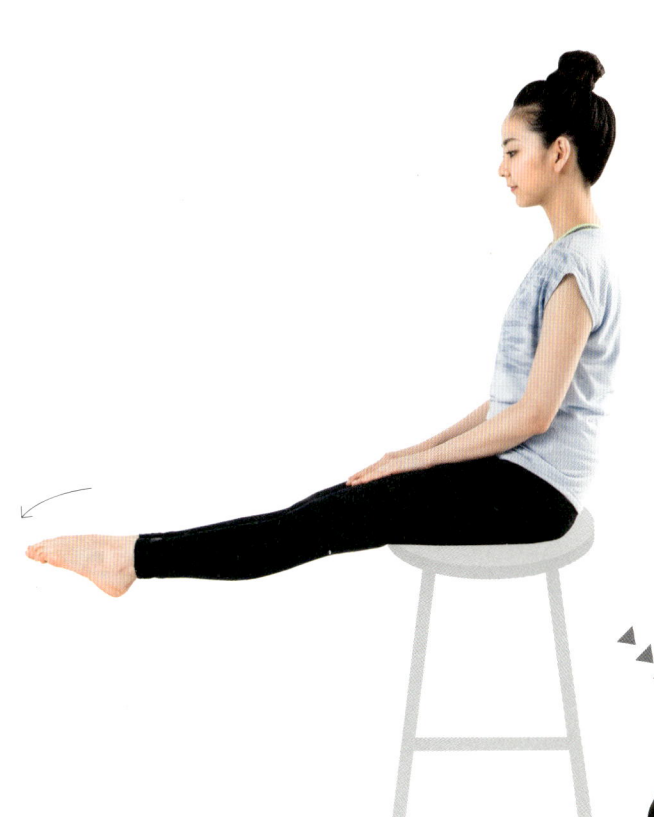

2

먼 곳을 누르듯이 발끝을 뻗는다

멀리 있는 버튼을 누른다는 느낌으로 쭉 뻗으면 된다. 동작 1~2를 10회 반복한다.

3

발끝으로 원을 그리듯 발목을 돌린다

먼저 안쪽으로 10회 돌려 발목을 풀어준다. 그다음 바깥쪽으로 10회 돌린다.

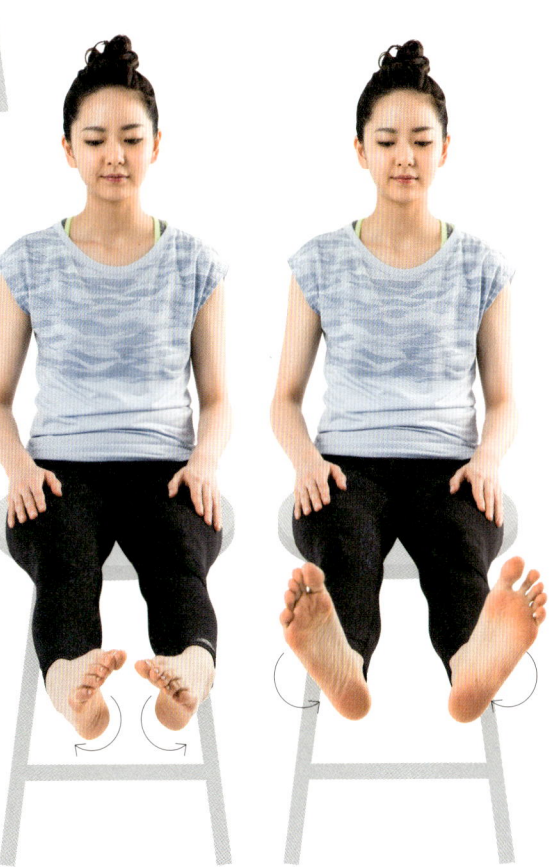

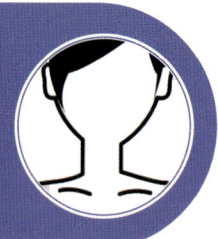

03 목 뒤가 당기고 아플 때
목 늘이기

고개를 숙이고 일하는 사람에게 꼭 필요한 스트레칭.
목에서 어깨까지 이어지는 상부상모근을 부드럽게 늘여주면 당기고 아픈 증상이 해소된다.

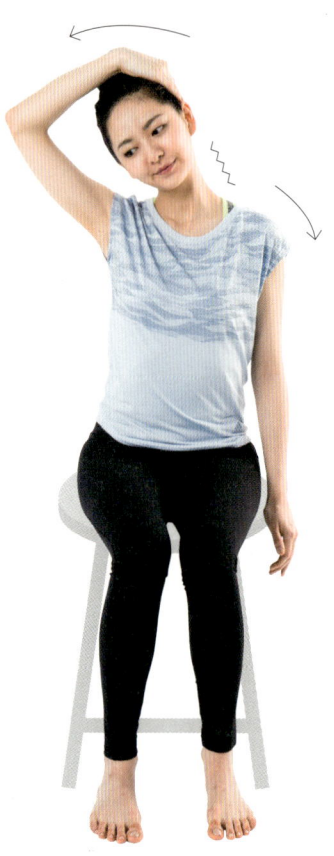

1
머리 위쪽을 잡고
목 옆을 늘인다

오른손으로 왼쪽 귀 윗부분을 감싸듯이 잡고 오른쪽으로 지그시 당긴다. 이때 왼쪽 어깨는 따라 올라가지 않는다. 왼쪽 목 옆이 늘어나는 것을 느끼면서 호흡을 천천히 5회 반복한다.

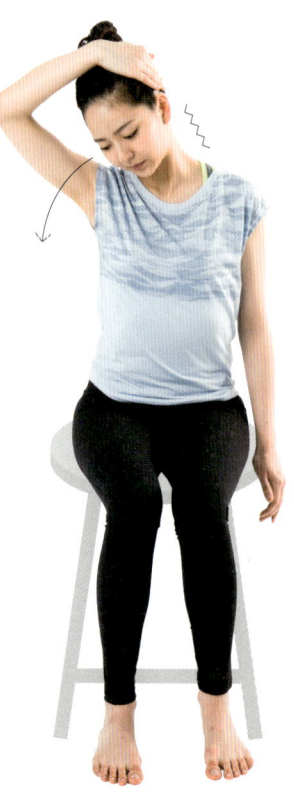

2
정수리를 잡고
목 뒤를 늘인다

시선을 가슴쪽으로 내리고 오른손으로 정수리를 감싸듯이 잡아 아래로 지그시 당긴다. 목 왼쪽과 어깨의 뒷근육이 늘어나는 것을 느끼면서 호흡을 5회 반복한다. 동작 1로 돌아가서 반대쪽도 똑같이 한다. 근육이 기분 좋게 이완되는 각도를 찾아본다.

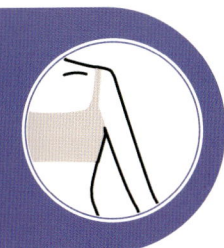

04 팔이 무겁게 느껴질 때
팔 늘이기

앞으로 움츠러든 어깨를 펴고 팔을 뒤로 쭉 늘이는 동작.
천천히 호흡하면서 동작을 실시하면 무겁던 팔이 시원해지고 기분도 전환된다.

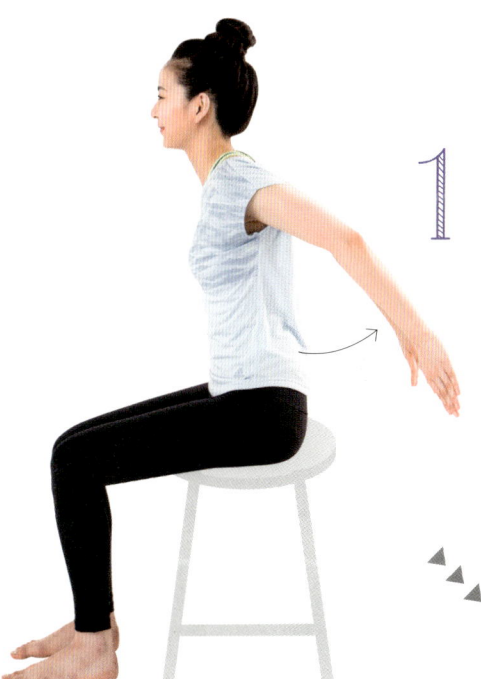

1 팔을 뒤로 뻗어 팔꿈치를 최대한 들어 올린다

상반신은 조금 앞으로 숙이고, 체온계를 끼운 것처럼 양쪽 겨드랑이를 확실하게 붙인 채 팔을 뒤로 뻗어 팔꿈치를 들어 올린다.

2 팔꿈치를 천천히 편다

어깨가 움츠러들지 않게 주의하며 동작 1~2를 10회 반복한다.

NG! 팔꿈치가 떨어지지 않게 하자

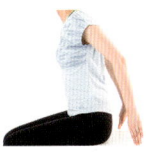

어깨가 움츠러들지 않고, 팔꿈치 높이를 유지하며 팔을 펴는 것이 포인트. 팔 뒤쪽 근육의 당김을 느낄 수 있다.

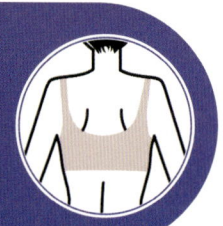

05 등이 쑤시고 뻐근할 때
앉아서 등 늘이기

깊이 호흡하며 등을 둥글게 쭉 늘여준다.
등과 허리의 피로가 해소되며, 틀어진 자세를 바로잡는 데도 도움이 된다.

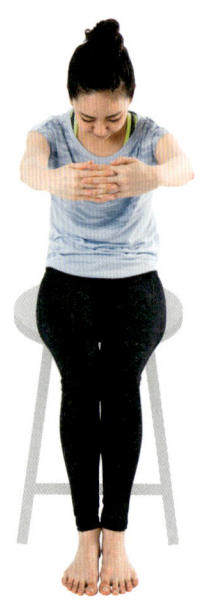

1 등을 구부리고 손은 깍지를 낀다

큰 나무를 껴안은 것처럼 자세를 취하고, 시선은 아래를 향한다.

NG! 깍지를 낄 때는 손바닥을 안쪽으로!

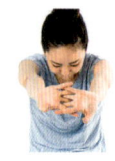

바깥쪽을 향해서 깍지를 끼면 등 근육에 미치는 효과가 반감된다. 손깍지는 손바닥이 몸쪽을 향하게 한다.

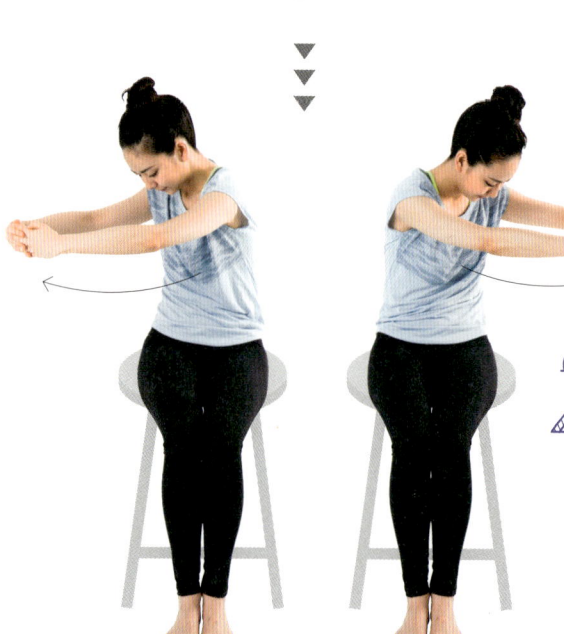

2 좌우로 천천히 움직인다

양팔을 좌우로 크게 움직이며 왕복 5회 반복한다.

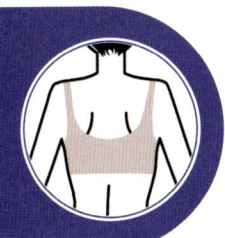

06 등과 허리가 굳고 아플 때
서서 등 스트레칭

앉아서 일하는 동안 굳기 쉬운 몸의 후면을 한 번에 이완하는 동작.
짧은 시간만 해도 척추의 피로가 회복되며, 팔과 다리까지 시원해지면서 기분이 좋아진다.

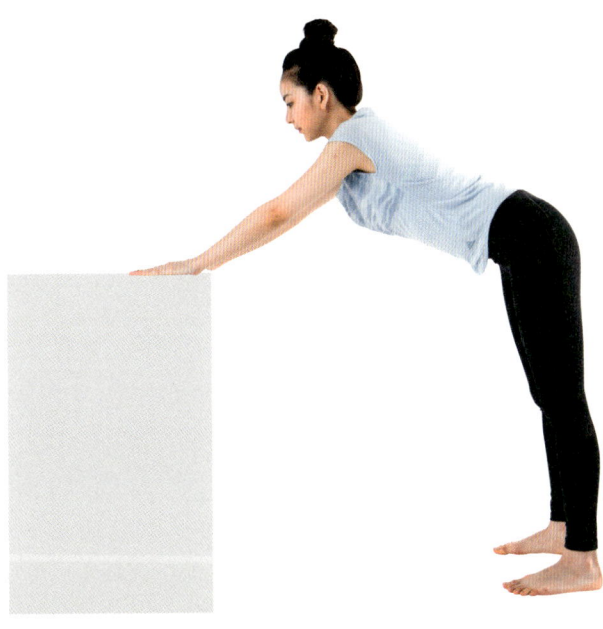

1 양손으로 책상이나 화장실 세면대를 잡는다

몸을 늘일 때 방해받지 않도록 여유 공간을 두고 잡는다.

2 바닥과 평행하도록 상체를 숙이고 쭉 늘인다

등과 허리, 다리 뒤쪽이 모두 이완된다. 호흡을 천천히 5회 반복한다.

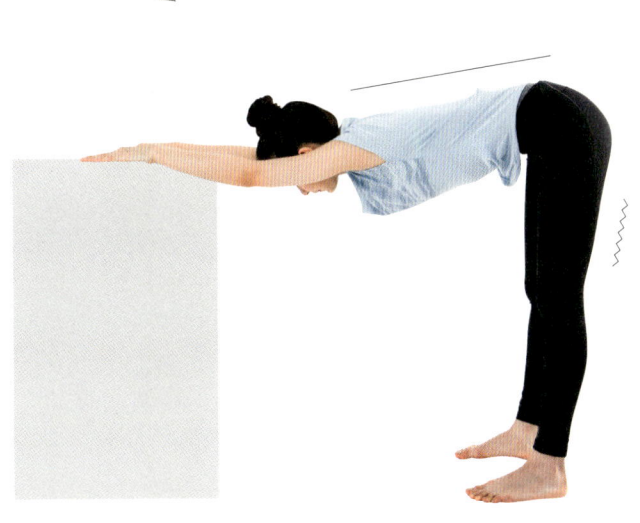

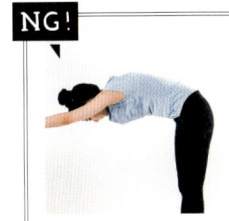

NG!

머리부터 엉덩이까지 일직선을 만든다

새우등이 되면 등 근육이 이완되지 않는다. 머리부터 엉덩이까지 일직선을 만든다고 생각하며 자세를 유지한다.

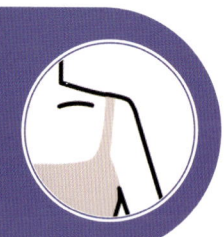

07 어깨가 뭉치고 결릴 때
벽에 팔 대고 돌리기

벽을 이용해 딱딱하게 굳고 뭉친 어깨를 부드럽게 풀어준다.
어깨뼈를 크게 움직이면 어깨 주변 근육은 물론 가슴과 등 근육 뭉침까지도 시원하게 풀린다.

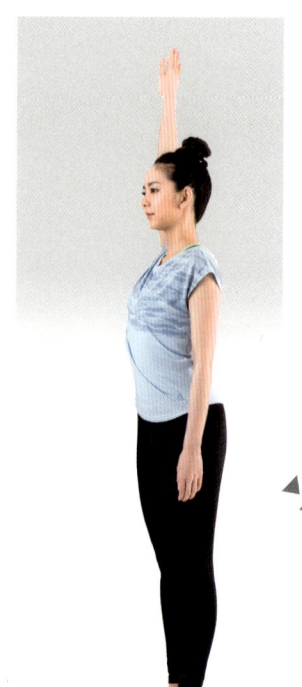

1 벽 옆에 서서 팔을 머리 위로 뻗는다

손바닥을 벽에 붙인다.

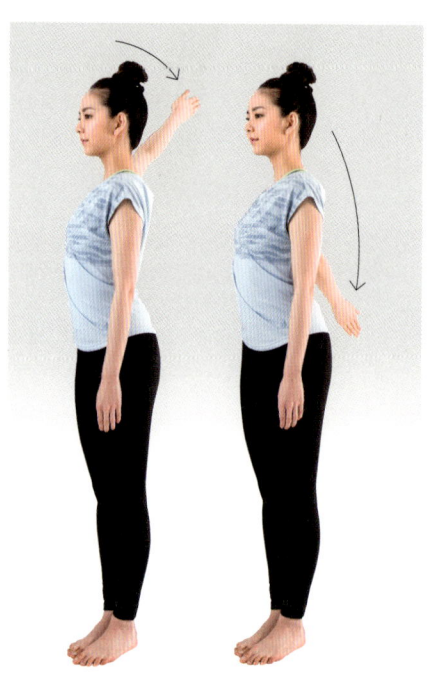

2 팔을 뒤로 돌려 천천히 내린다

팔꿈치를 굽히지 않은 상태로 팔을 180도 돌려 엉덩이 옆까지 손을 내린다. 동작 1~2를 5회 반복한다. 반대쪽도 똑같이 한다.

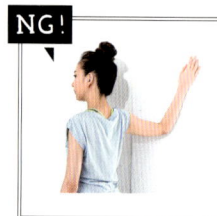

NG! 팔꿈치를 구부리면 운동 효과가 없다

어깨가 뻣뻣하다고 돌리는 도중에 팔꿈치를 구부리면 어깨 근육이 늘어나지 않는다. 무리하지 않는 선에서 팔꿈치를 쭉 뻗어 팔을 돌리자.

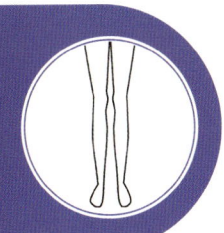

08 계단을 활용한 다리 운동
발끝 세우고 다리 늘이기

이동 중 계단을 이용해 허벅지 뒤쪽 근육과 종아리를 늘여준다.
굳기 쉬운 다리 후면이 이완되며 하체 부종이 해소된다.

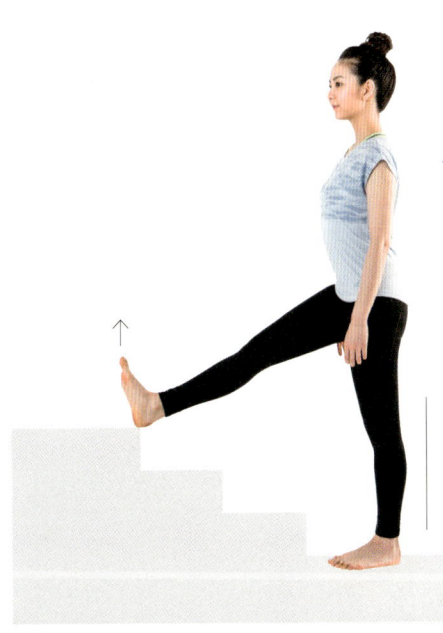

1 한쪽 발을 계단에 올리고 발끝을 세운다

두세 계단 위에 한쪽 다리를 올리고 다른 쪽 다리는 곧게 편다.

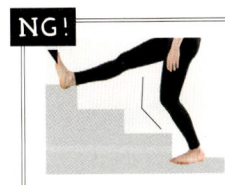

NG! 축이 된 다리는 구부리지 않는다
계단에 올리지 않은 다리는 시작할 때 구부리지 않는다.

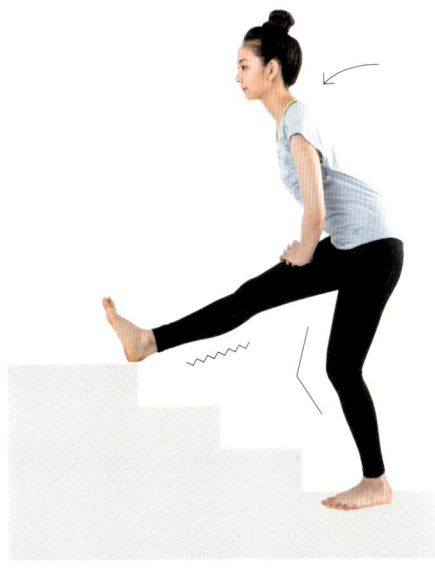

2 무릎을 구부리면서 상반신을 앞으로 숙인다

계단에 올린 다리 뒤쪽 근육이 늘어나는 것을 느끼며 호흡을 5회 반복한다. 반대쪽도 똑같이 한다.

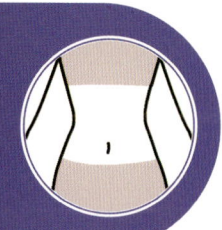

09 지하철 안에서 복근 운동
앉아서 다리 들어 올리기

출퇴근길 지하철 안에서 복근을 단련하는 동작으로 큰 움직임 없이 할 수 있다.
꾸준히 하면 복부가 탄탄해지며, 뱃살도 뺄 수 있다.

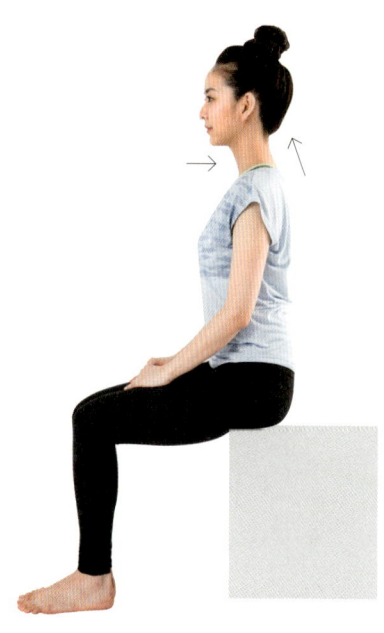

1 목을 바로 세우고 턱을 당긴다

의자에 살짝 걸터앉아서 정수리가 위로 당기는 느낌으로 목을 세우고 턱은 당긴다.

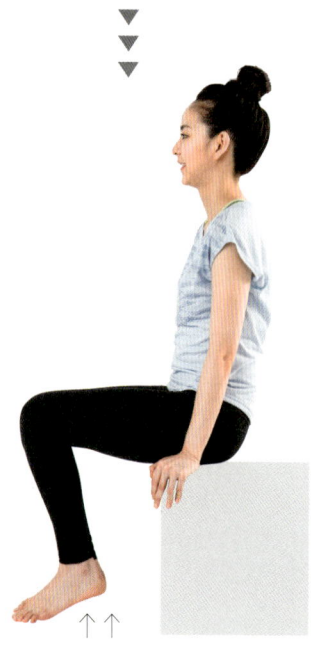

2 다리를 바닥에서 들어 올린다

숨을 들이마셨다가 내쉬면서 복근에 힘을 주고 두 다리를 들어 올려 최대한 유지한다. 주변에서 봐도 모를 정도로만 다리를 들면 된다.

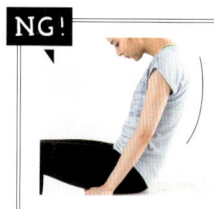

NG! 새우등이 되면 효과가 없다

다리를 올릴 때 새우등이 되면 복근을 사용할 수 없다. 등을 쭉 편 상태에서 배꼽만 집어넣는 느낌으로 실시한다.

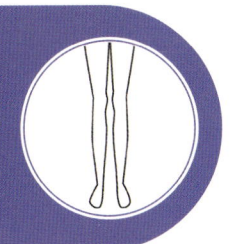

10 퇴근길 다리 운동
서서 다리 쭉 늘이기

지하철이나 버스를 기다리는 시간에 부담 없이 할 수 있는 동작.
종아리와 발목을 강하게 자극하여 곧고 쭉 뻗은 다리를 만든다.

1 다리를 딱 붙이고 선다

발끝을 살짝 벌려 발목부터 허벅지까지 틈이 없게 붙인다.

POINT 다리 안쪽에 지퍼가 있다고 생각하자

발목부터 허벅지 안쪽 끝까지를 지퍼로 잠근다고 생각하면 자연스럽게 다리 안쪽을 딱 붙이게 된다.

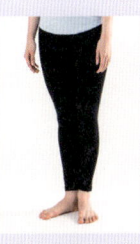

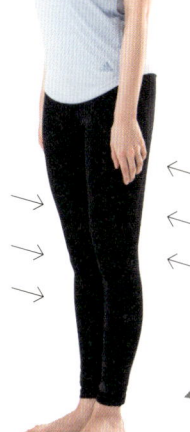

2 발뒤꿈치를 들어 올린다

발뒤꿈치만 들어 올리고 최대한 자세를 유지한다. 중심을 잡기 어려우면 주변 사물을 가볍게 잡아도 좋다.

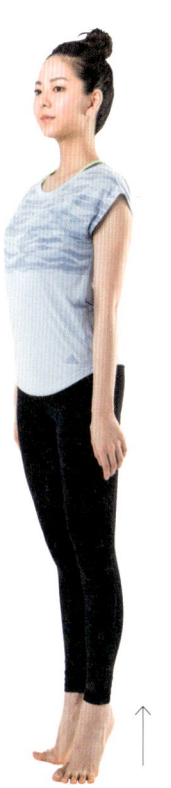

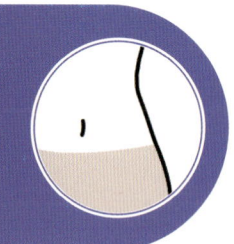

11 TV 보면서 옆구리 운동
옆으로 누워 다리 들기

복부와 옆구리, 엉덩이 측면인 중둔근을 강화할 수 있는 동작.
허리가 잘록해지고 엉덩이에는 볼륨감이 생긴다.

1 팔을 베고 옆으로 눕는다

배를 집어넣고 몸은 일자로 편다.
다리는 모두 붙인다.

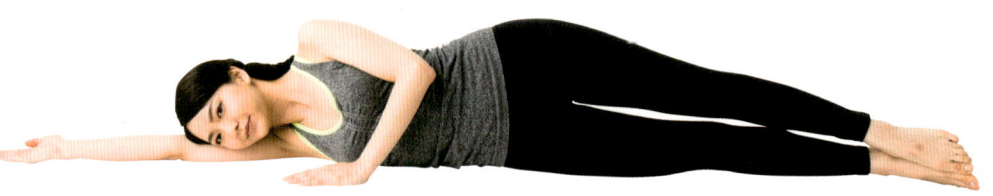

POINT 전신을 하나의 척추라고 생각하자

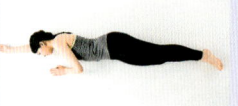

마치 팔다리를 양쪽에서 잡아당기는 것처럼 곧게 뻗은 척추를 만드는 것이 포인트다.

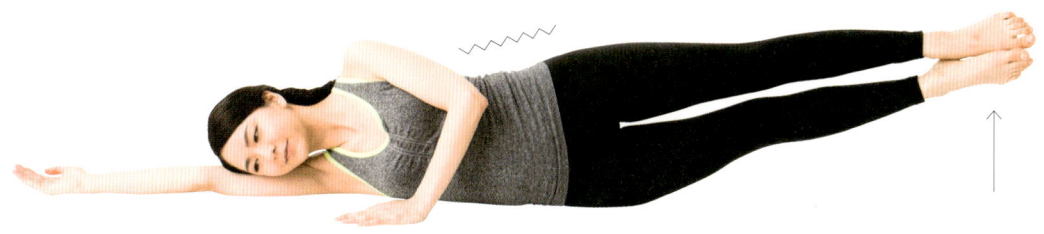

2 숨을 내쉬며 다리를 들어 올린다

바닥에서 올릴 수 있는 데까지 최대한 들어 올린다. 복부와 허리 위쪽 근육을 사용하고 있는지 의식하며 동작한다.

▼
▼
▼

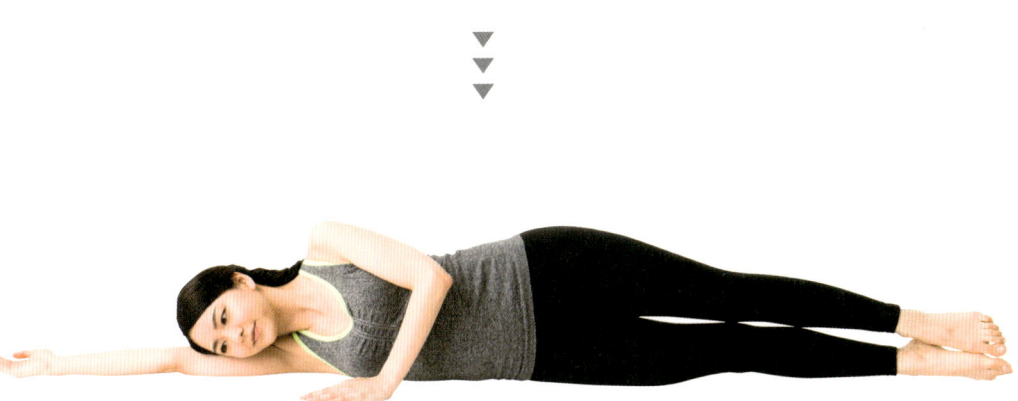

3 숨을 들이마시며 다리를 내린다

다리는 바닥에 닿기 직전까지만 내린다. 복부의 긴장을 풀지 말고 느린 호흡에 맞춰 동작 2~3을 10회 반복한다. 반대쪽도 똑같이 한다.

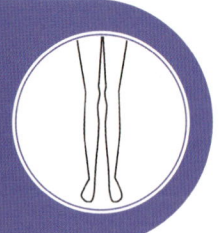

12 TV 보면서 다리 운동
각선미 스트레칭

수건 위에 발을 올려 고관절과 다리를 다각도로 움직이는 동작.
다리를 더욱 길고 날씬하게 만들며, 몸의 균형 감각을 향상시킨다.

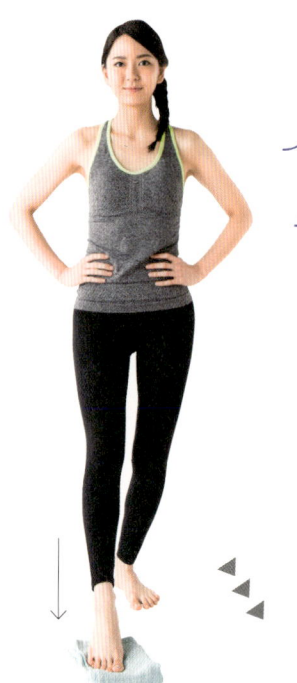

1 수건에 발을 올리고 앞으로 뻗는다

중심축이 되는 다른 쪽 다리의 무릎을 가볍게 구부리면서 수건에 올린 발을 앞으로 뻗는다.

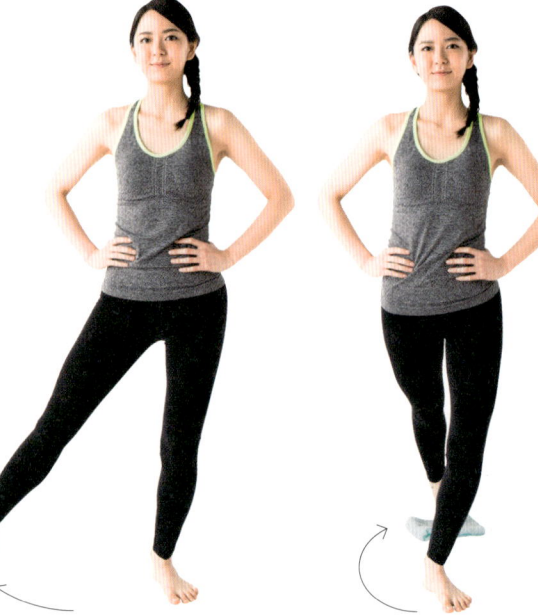

2 반원을 그리면서 다리를 뻗는다

수건에 올린 발을 옆으로, 뒤로 뻗으면서 반원을 그린 다음 원래 위치로 돌아온다. 앞, 옆, 뒤, 원래 위치 순서로 다리 뻗기를 10회씩 2세트 반복한다. 반대쪽도 똑같이 한다. 익숙해지면 점점 속도를 높인다.

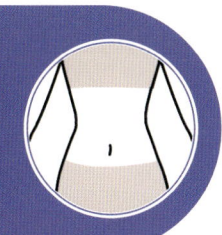

13 소파에 앉아 복근 운동
뒤로 젖혀 복부에 힘 주기

몸의 중심부를 강화하는 동작으로 소파에 앉아 간단하게 할 수 있다.
윗배와 아랫배에 강한 자극을 주기 때문에 복부가 납작하고 탄탄해진다.

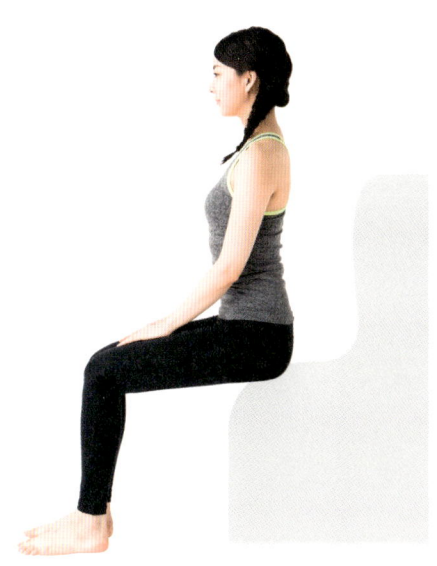

1 소파에 무릎을 붙이고 앉는다

가볍게 걸터앉아서 등은 곧게 펴고, 양손은 무릎 위에 올린다.

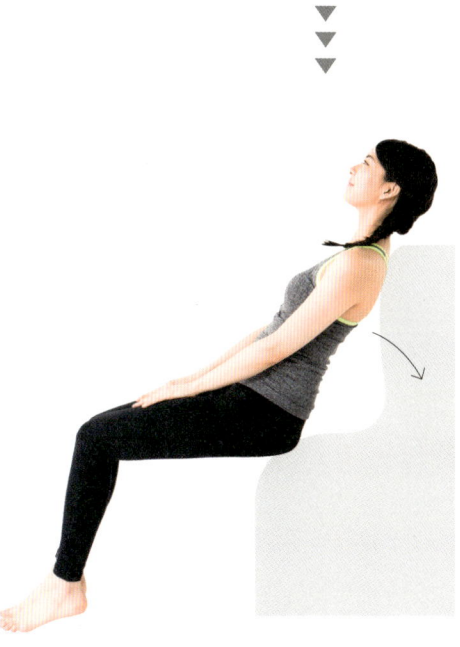

2 천천히 상체를 기댄다

등받이에 아슬아슬하게 닿을 때까지 뒤로 젖히고, 복근을 사용해 동작 1로 돌아온다. 동작 1~2를 5회 반복한다.

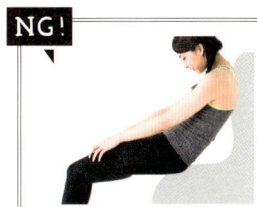

NG! 새우등을 하고 기대면 의미 없다

등을 구부린 상태로 동작을 하면 복근을 단련할 수 없다. 등은 똑바로 펴고 복근의 떨림을 느끼면서 천천히 동작한다.

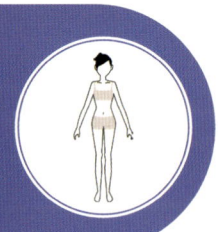

14 전신 근력 강화
앞을 향한 널빤지 자세

손목과 팔, 어깨 힘을 키우고, 복근과 등, 엉덩이 힘까지 강화하는 동작.
전신 근력을 높이고 몸매를 탄력 있게 만들어준다.

1 소파에 걸터앉아 손으로 모서리를 잡는다

시선은 정면을 향하고 등은 곧게 편다.

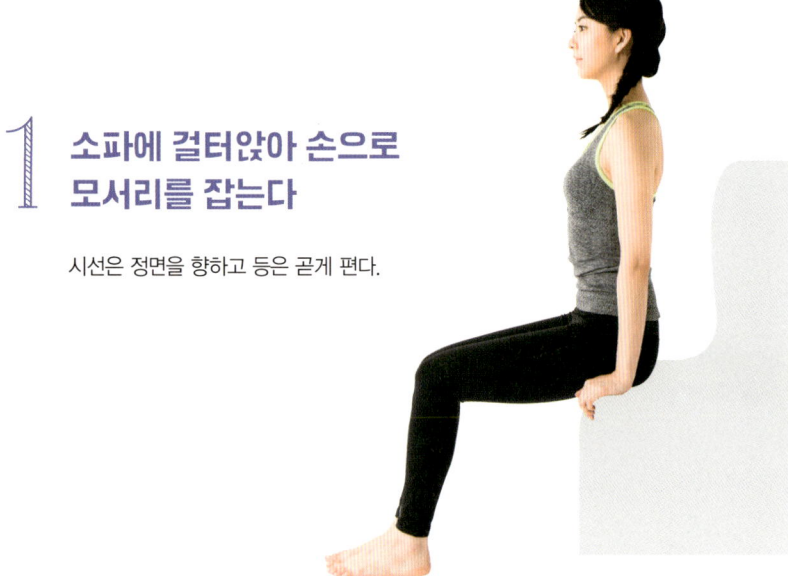

2 양팔로 버티며 엉덩이를 들어 올린다

다리를 조금씩 앞으로 내딛음과 동시에 양손으로 소파를 강하게 누르며 엉덩이를 들어 올린다.

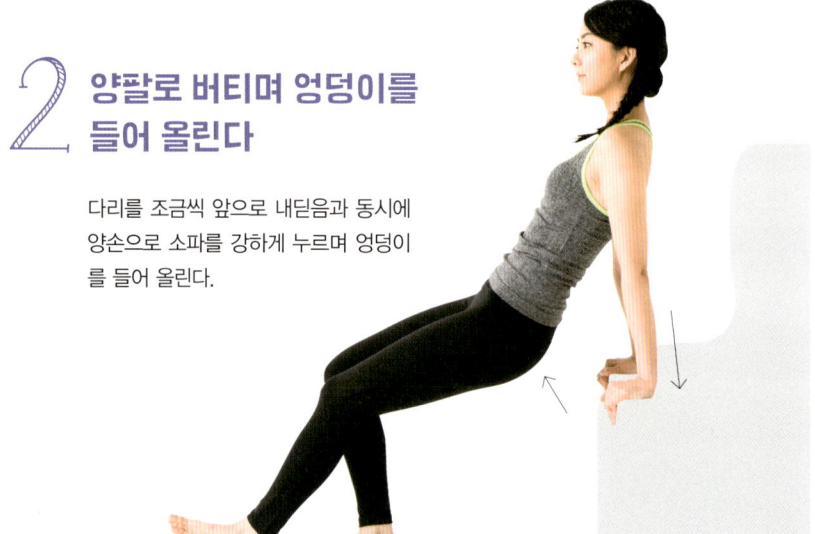

3. 무릎을 쭉 펴서 몸을 일직선으로 만든다

복근과 엉덩이를 강하게 조이면서 몸통을 들어 올려 정수리부터 발끝까지 일직선이 되게 한다. 이때 머리가 뒤로 꺾이지 않도록 주의한다. 호흡을 5회 반복한다.

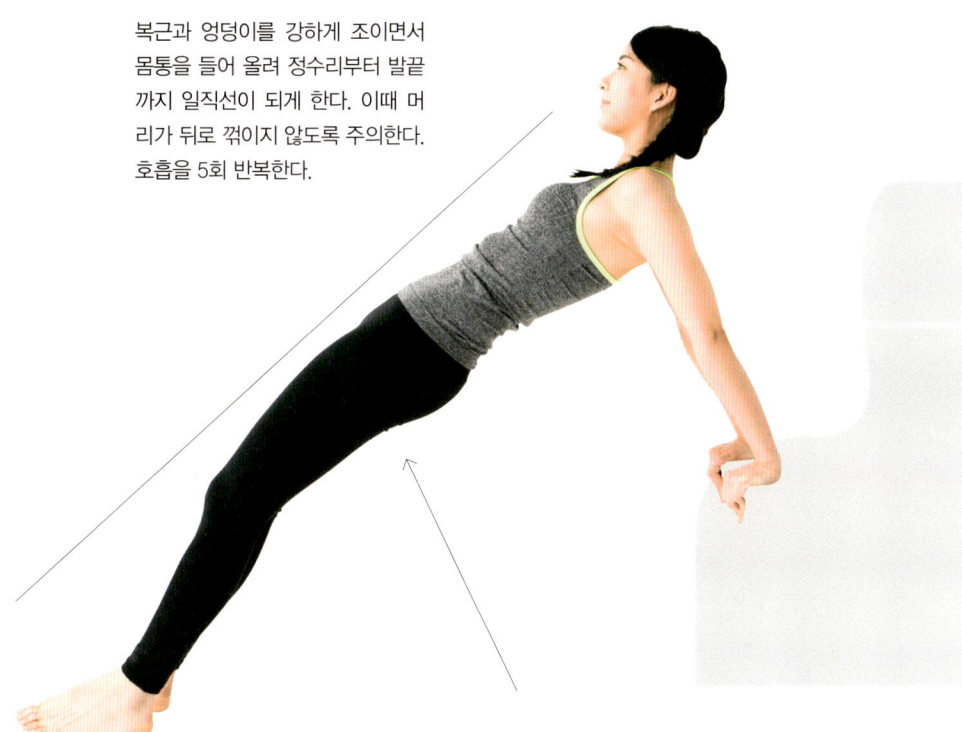

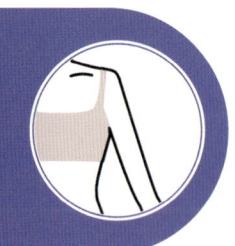

15 욕조 안에서 팔 운동
엉덩이 들고 팔굽혀펴기

물속 부력을 이용해 팔 뒤쪽 근육을 자극하는 동작.
횟수를 추가해 반복할수록 늘어지고 처진 팔뚝에 탄력이 생긴다.

1
**무릎을 세우고 앉아
양손으로 뒤를 짚는다**

양손은 손가락 끝이 엉덩이를 향하게 한다.

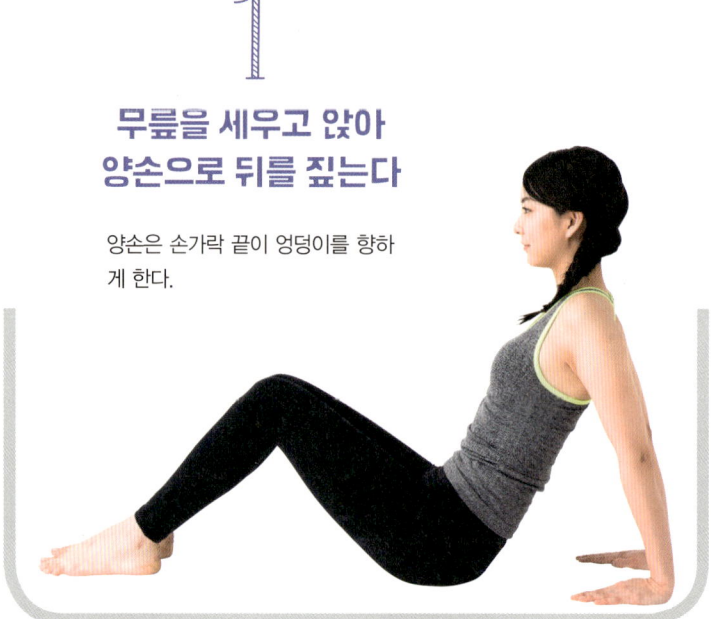

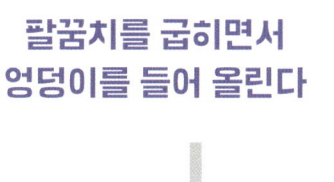

2 팔꿈치를 굽히면서 엉덩이를 들어 올린다

팔꿈치는 정면에서 봤을 때 바깥쪽으로 튀어 나오지 않게 뒤로 구부린다.

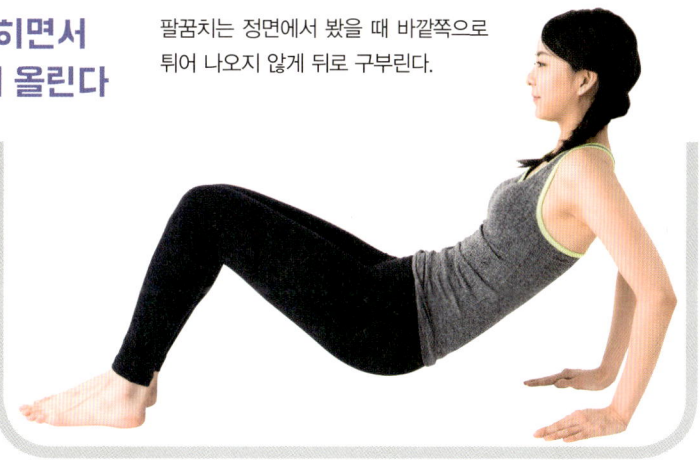

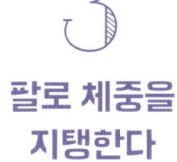

3 팔로 체중을 지탱한다

동작 2에서 팔꿈치를 편다. 엉덩이를 든 채 팔꿈치를 구부렸다 펴는 동작을 10회 반복한다. 익숙해지면 10회씩 3세트를 목표로 한다.

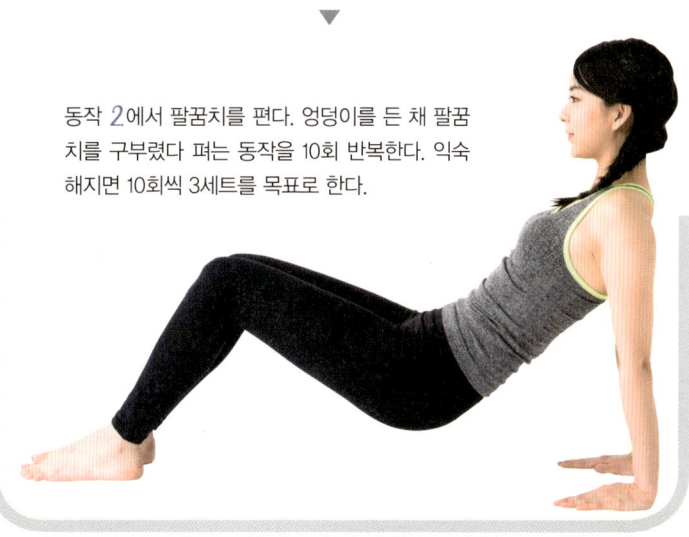

※ 욕조 안에서는 몸이 불안정해지므로 이 동작은 확실하게 몸을 고정한 후 해야 한다. 만약 어떻게 해도 불안정한 경우에는 무리하지 않는다.

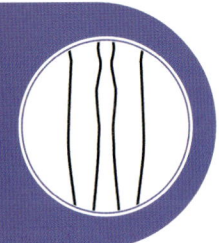

16 욕조 안에서 종아리 운동
다리 뻗어 당기기

목욕 시간을 활용해 뭉친 다리 근육을 풀고, 다리가 붓지 않게 관리한다.
다리 부종만 신경 써도 매끈한 종아리를 만들 수 있다.

1

한쪽 다리를 욕조 가장자리에 올린다

다른 쪽 다리는 무릎을 세우고,
양손은 몸 뒤쪽을 짚는다.

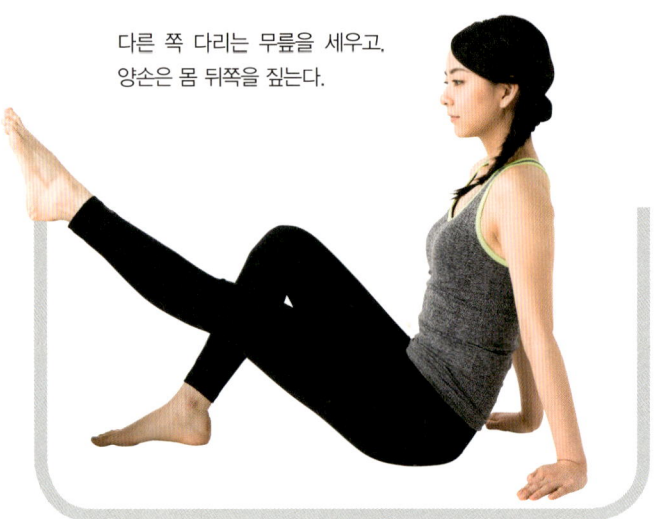

2
몸을 앞으로 숙여
양손으로 발목을 잡는다

가슴과 허벅지가 가까워지도록 숙이고 호흡을 천천히 5회 반복한다. 이때 잡은 다리는 최대한 쭉 펴고 유지한다. 발목에 손이 닿지 않을 때는 종아리나 무릎 뒤쪽을 잡는다.

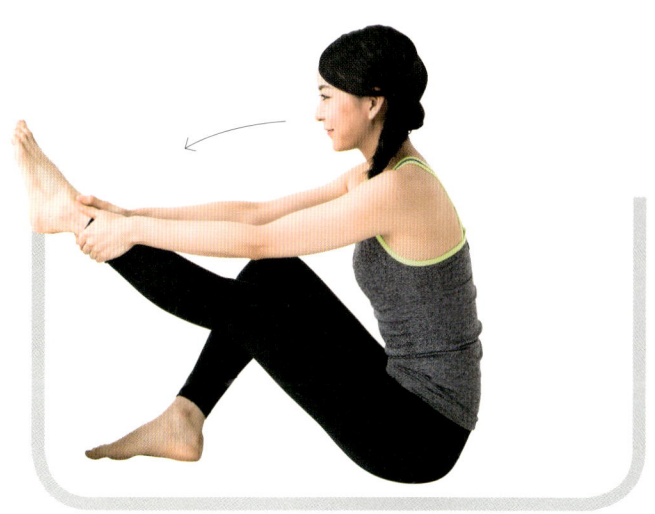

3
양손으로 발을 잡고
몸쪽으로 당긴다

몸쪽으로 당기면서 호흡을 천천히 5회 반복한다. 반대쪽도 똑같이 한다.

POINT 발끝을 잡으면 더욱 효과적이다

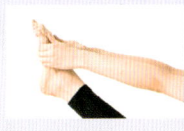

발끝을 잡으면 허벅지부터 종아리까지 근육이 늘어나는 것을 확실하게 느낄 수 있다.

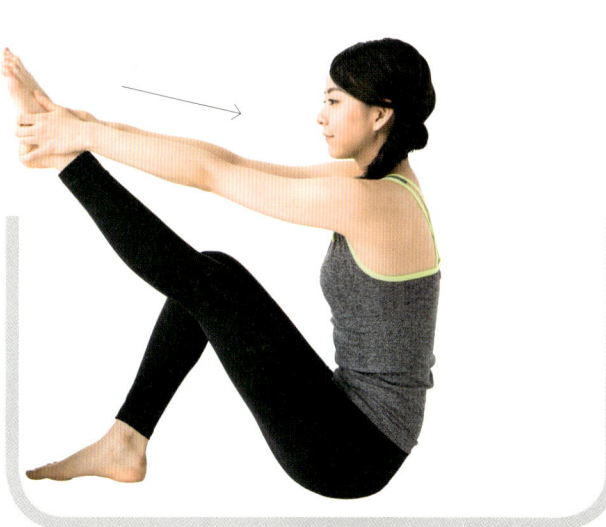

※ 욕조 안에서는 몸이 불안정해지므로 이 동작은 확실하게 몸을 고정한 후 해야 한다. 만약 어떻게 해도 불안정한 경우에는 무리하지 않는다.

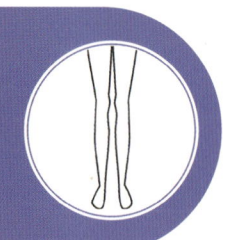

17 취침 전 릴랙스 체조
수건 걸어 다리 돌리기

하루 종일 고생한 다리를 풀어주는 동작. 허벅지 앞쪽 근육인 대퇴사두근과 뒤쪽 근육인 햄스트링, 종아리 근육까지 골고루 이완되어 기분 좋게 잠들 수 있다.

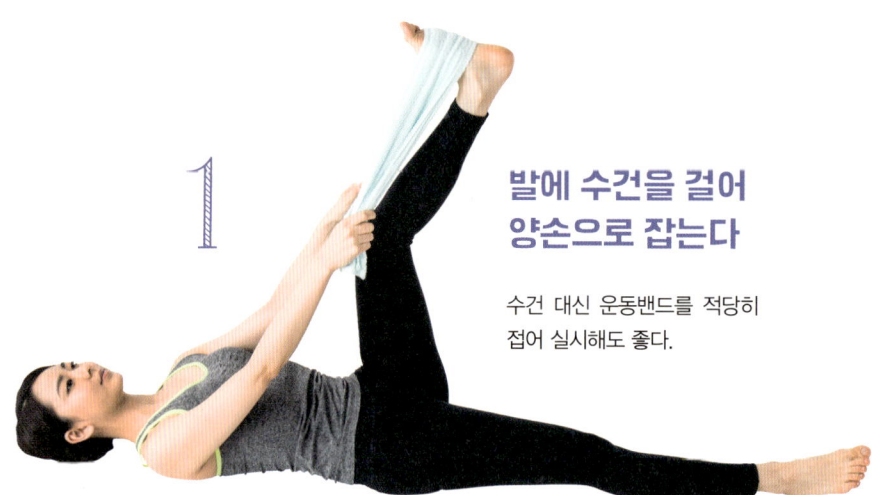

1

발에 수건을 걸어 양손으로 잡는다

수건 대신 운동밴드를 적당히 접어 실시해도 좋다.

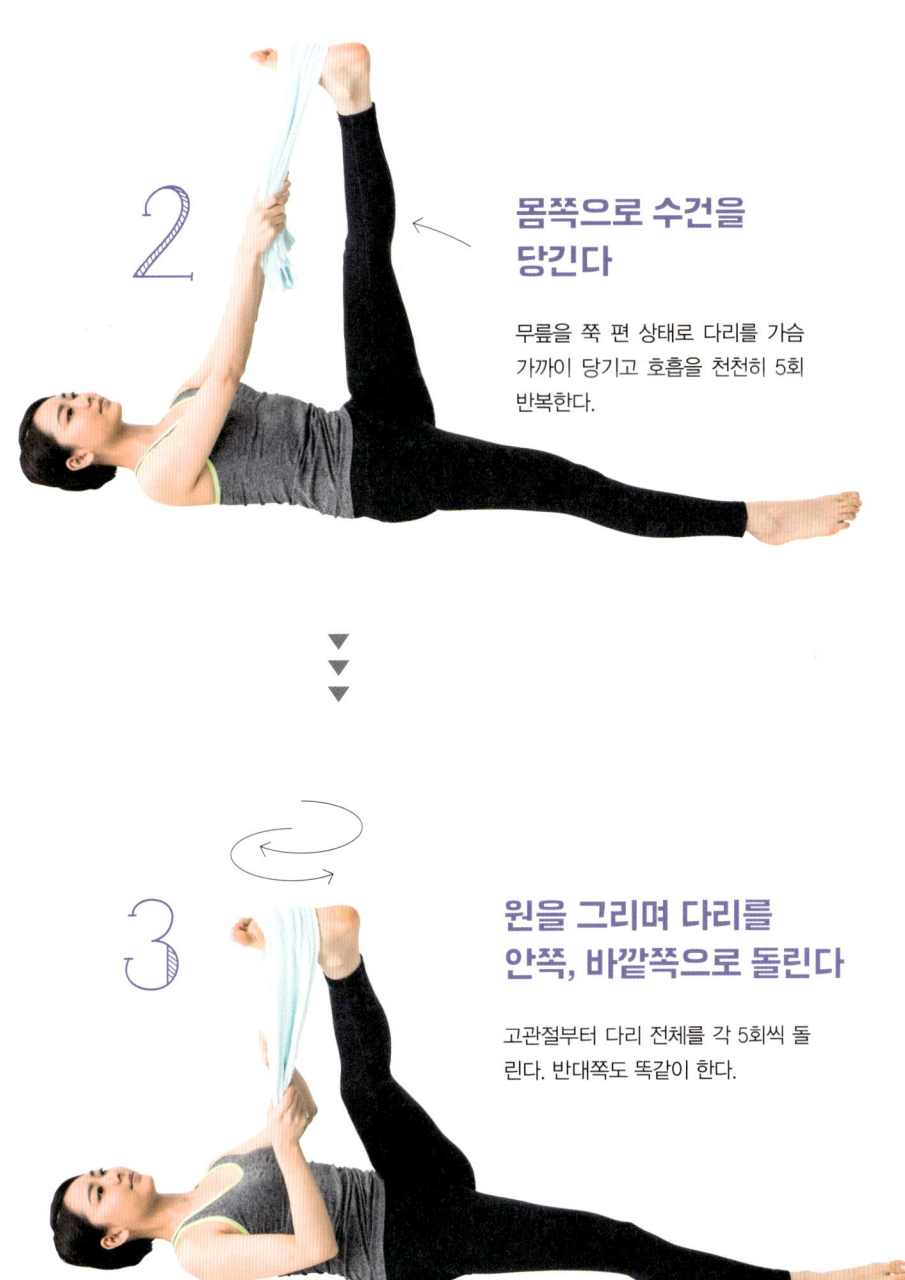

2 몸쪽으로 수건을 당긴다

무릎을 쭉 편 상태로 다리를 가슴 가까이 당기고 호흡을 천천히 5회 반복한다.

3 원을 그리며 다리를 안쪽, 바깥쪽으로 돌린다

고관절부터 다리 전체를 각 5회씩 돌린다. 반대쪽도 똑같이 한다.

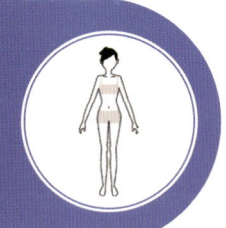

18 아침을 여는 활력 체조
물고기 헤엄치기

잠에서 깨어난 아침에 전신을 일깨우고 활력을 불어넣는 동작.
온몸에 생기가 돌아 상쾌하게 하루를 시작할 수 있다.

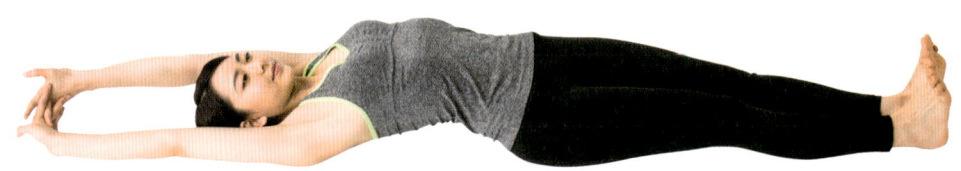

1 머리 위로 손깍지를 끼고 팔을 쭉 뻗는다

다리는 붙이고 온몸을 최대한 늘이면서 기지개를 켠다.

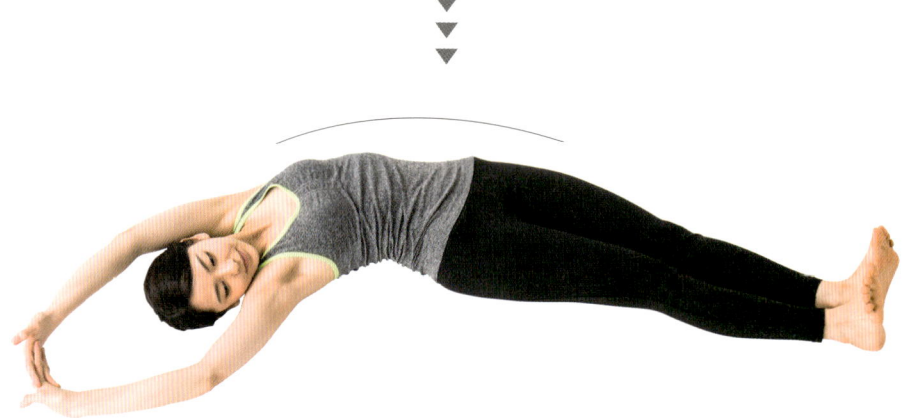

2 몸을 기울여 옆구리를 늘인다

반달을 그리듯이 한쪽으로 기울여 옆구리 전체를 늘여준다. 이 상태로 호흡을 천천히 5회 반복하고 반대쪽도 똑같이 한다.

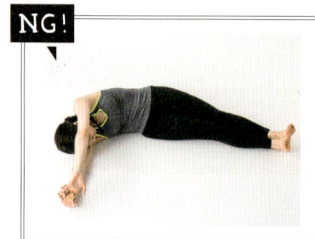

NG!

어깨가 들리면 몸 측면이 이완되지 않는다

몸을 기울일 때 어깨가 들리면 측면 근육이 이완되지 않는다. 양쪽 어깨는 바닥에 붙여야 전신 이완 효과가 극대화된다.

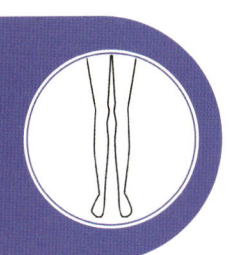

19 양치질하면서 다리 운동
제자리걸음 하기

자는 동안 이완된 다리 근육과 발목에 힘을 불어넣는 동작.
족저근막염이나 발바닥 통증을 예방하는 효과도 있다.

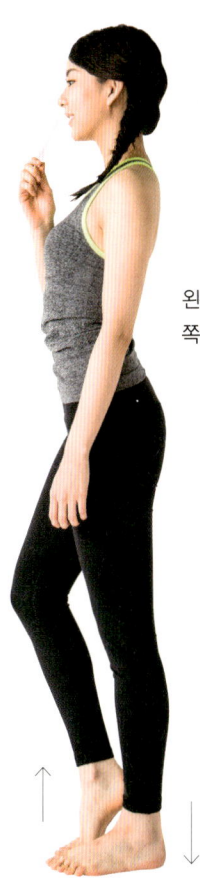

1
한쪽 다리만 발끝으로 선다

왼쪽 다리에만 체중을 싣고, 오른쪽 다리는 발끝으로 선다.

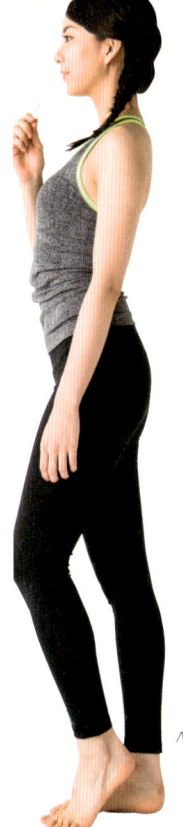

2
제자리걸음을 하듯 리드미컬하게 움직인다

바닥을 누르는 발과 발끝으로 서는 발을 리드미컬하게 바꾼다. 한쪽 발에만 체중을 실으면서 제자리걸음을 20회 반복한다.

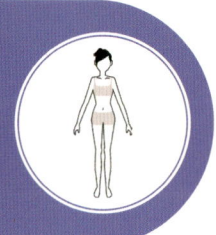

20 전신 근육을 파워 업!
허리 숙여 바닥 짚기

인체의 중심인 허리를 강화하고 전신의 근력과 균형 감각을 향상시키는 동작. 과격하지 않게, 천천히 동작을 실시한다.

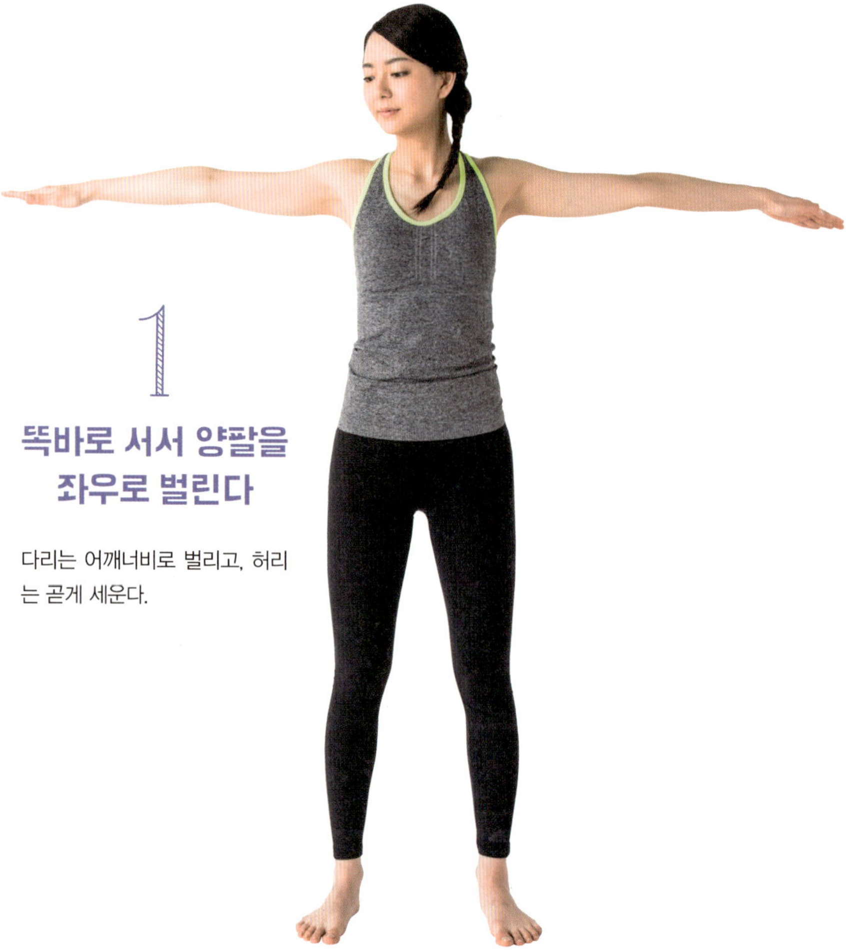

1

똑바로 서서 양팔을 좌우로 벌린다

다리는 어깨너비로 벌리고, 허리는 곧게 세운다.

▶▶▶

2
무릎을 구부려
다리를 교차시킨다

3
허리를 천천히 숙이면서
스트레칭한다

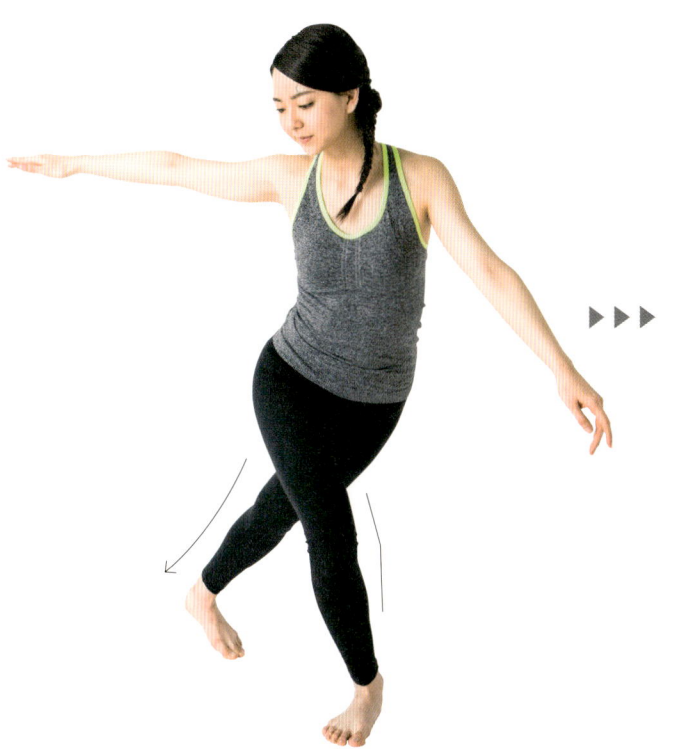

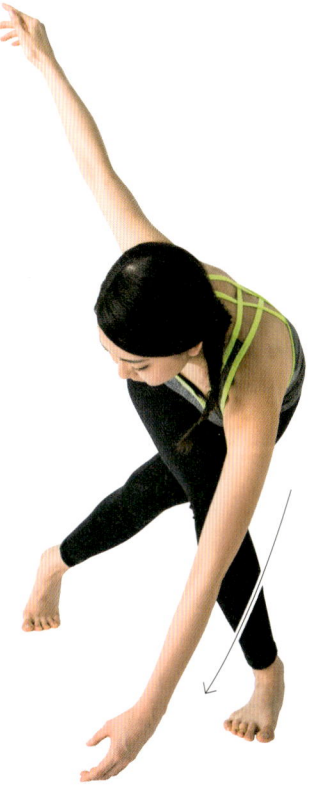

오른쪽 무릎을 살짝 구부림과 동시에 왼쪽 다리를 대각선 뒤쪽으로 길게 뻗는다. 자세가 흔들리지 않게 오른쪽 다리로 무게중심을 잘 잡는다.

떨어진 물건을 줍는다는 느낌으로 왼손을 바닥에 내리고 허리를 숙인다. 이 상태를 유지하면서 호흡을 5회 반복한다. 반대쪽도 똑같이 한다.

> COLUMN.3 미소가 아름다운 사람이 되는 얼굴 스트레칭

'설근' 트레이닝으로
빅 스마일 만들기

설근은 혀 운동과 관련된 근육으로, 입 주변의 표정근과 이어지기 때문에 중요하다.
예를 들어 혀 근육이 약화되면 표정근의 움직임도 줄어들어 미소가 작아진다.
활짝 웃는 얼굴이 아름다운 '빅 스마일' 미인이 되고 싶다면 망설이지 말고 설근을 단련해보자.

1

입 주변을 누르듯이 혀를 돌린다

목과 어깨의 긴장을 푼다. 입을 다물고 입 주변 전체를 안쪽에서 혀로 누르듯이 오른쪽, 왼쪽으로 돌린다.

2

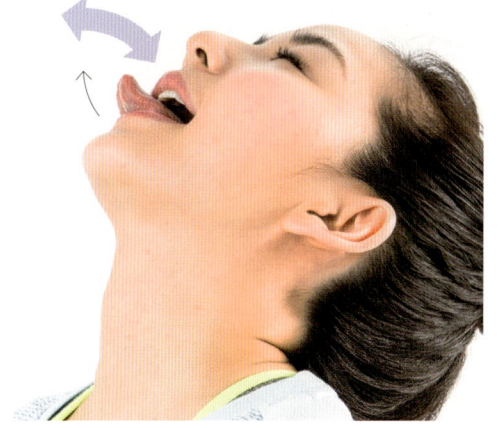

혀를 내밀어 좌우로 움직인다

위를 보고 혀를 쭉 내밀어 좌우로 움직인다. 동작 1~2를 성실히 해야 동작 3이 잘 연출된다.

3

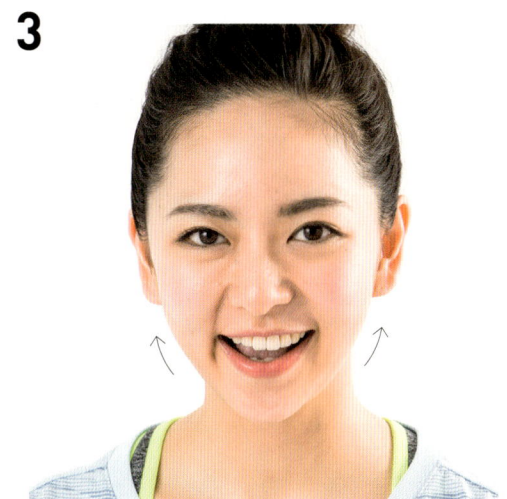

입꼬리를 올리고 크게 미소 짓는다

마지막으로 입꼬리를 쭉 올려 크게 미소를 짓는다. 처음에는 어색해도 자꾸 연습하다 보면 자연스러운 빅 스마일을 가질 수 있다.

PART.4

몸이 달라진다!
스텝 업 스트레칭

지금보다 기초체력을 향상시키고 굴곡 있는 몸매를 만들고 싶다면 체간(머리에서 허벅지 위쪽까지)을 중심으로 한 스텝 업 스트레칭을 추천합니다. 근육 운동 효과를 내는 동적 스트레칭이 주가 되어 힘이 들긴 하지만, 효과는 확실합니다!

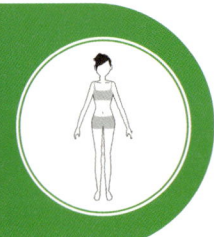

01 기초체력과 신진대사를 높이는
전신 스트레칭

척추에 좋은 버드독 자세를 활용해 전신 근력을 강화한다.
신진대사가 향상되어 살이 잘 찌지 않는 몸이 되며, 몸매 라인도 좋아진다.

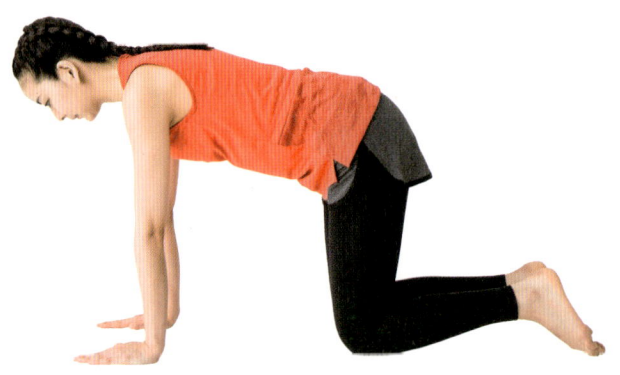

1 바닥에 양손과 무릎을 대고 엎드린다

손은 어깨 아래에 두고 무릎은 고관절 아래에 오도록 한다.

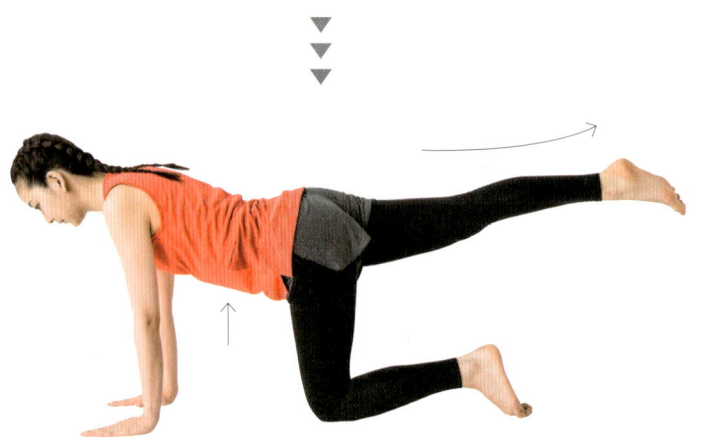

2 오른쪽 다리를 뒤로 들어 올린다

복부에 힘을 주면서 다리가 척추의 연장선 위에 놓여 있다는 생각으로 동작을 한다.

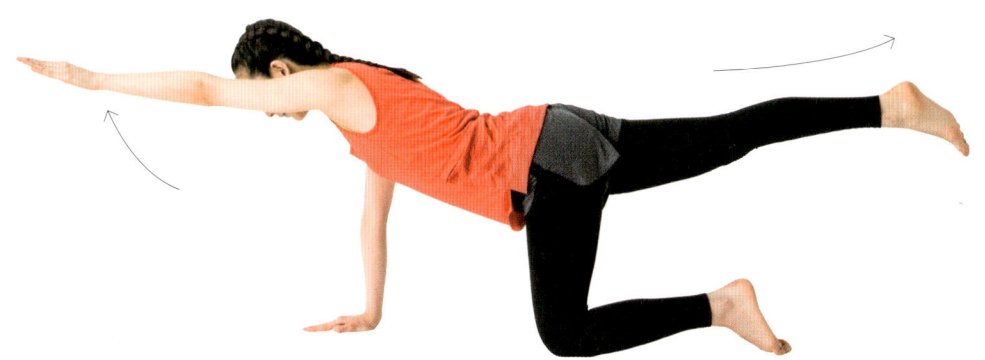

3 왼팔과 오른쪽 다리를 쭉 뻗는다

자세가 흐트러지지 않게 중심을 잘 잡는다.

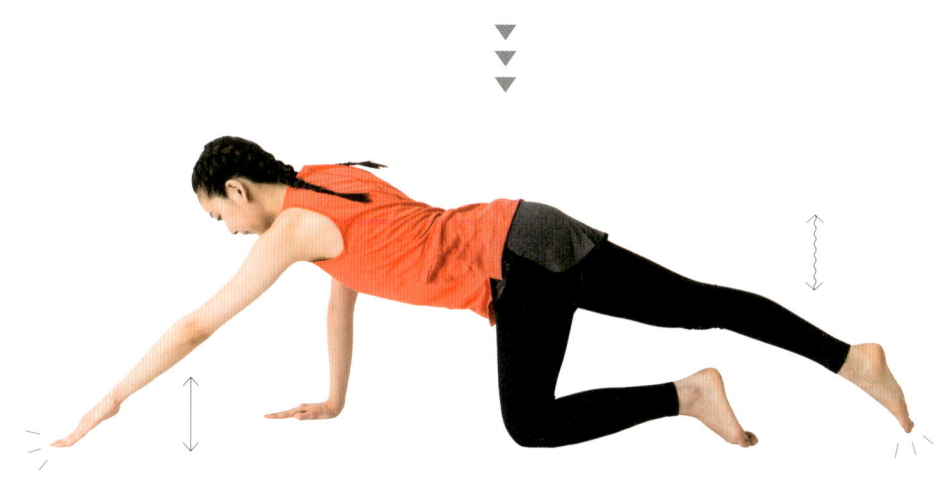

4 팔과 다리를 내렸다가 올리는 동작을 반복한다

동작 3~4를 천천히 5회 반복하고 반대쪽도 똑같이 한다.

NG!

▼ 다리를 너무 올리지 않는다

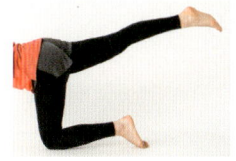

바닥에 내리는 동작을 반복하는 사이에 다리가 점점 올라가기 쉽다. 허리에 부담이 될 수 있으므로 다리는 일직선을 유지한다.

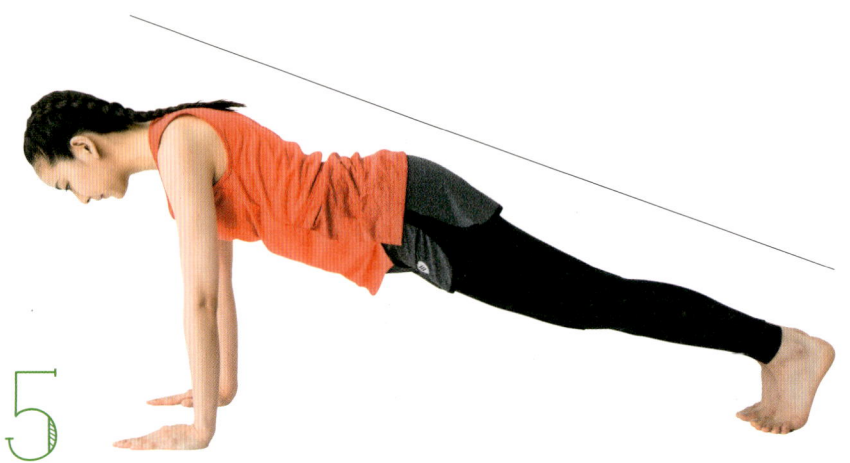

5
팔굽혀펴기 자세를 잡는다

정수리부터 발뒤꿈치까지 일직선이 되게 한다.

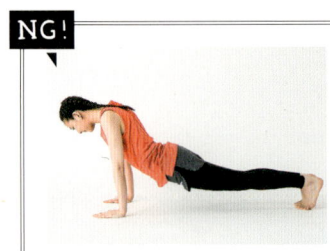

NG!

엉덩이가 너무 내려가지 않도록 주의하자

근력이 없는 사람은 팔굽혀펴기 자세를 취할 때 엉덩이가 내려가는 경향이 있다. 복부에 제대로 힘을 주고 일직선이 되게 유지한다.

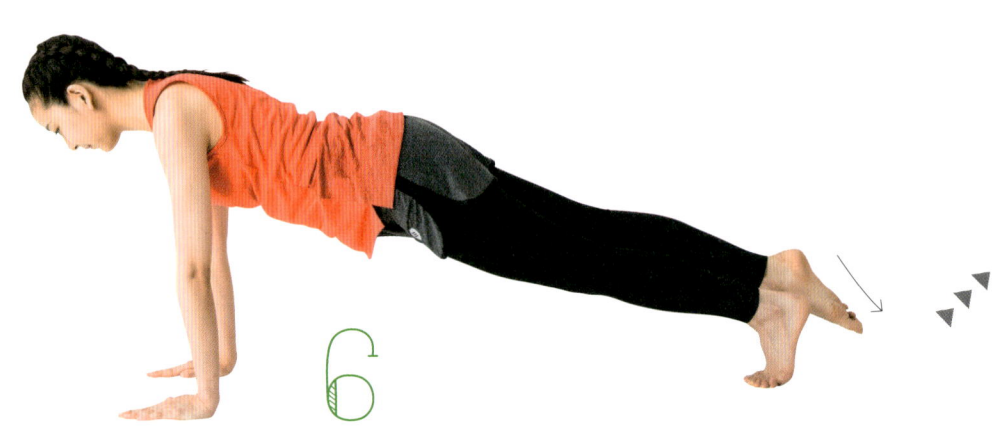

6
오른쪽 발을 들고 발끝을 편다

복부에 힘을 주고 바닥에서 살짝 들어 발끝을 편다.

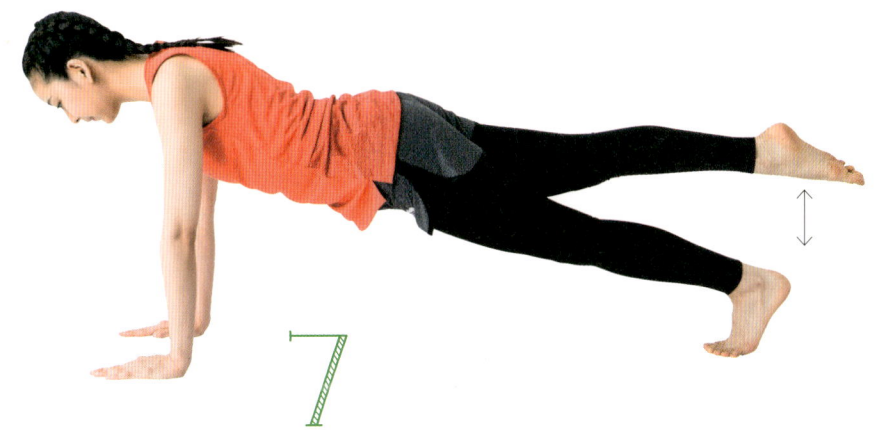

7

다리를 천천히 들어 올렸다가 내린다

다리를 내리면서 발끝을 가볍게 바닥에 터치한다. 이 동작을 5회 반복하고 반대쪽도 똑같이 한다.

▼
▼
▼

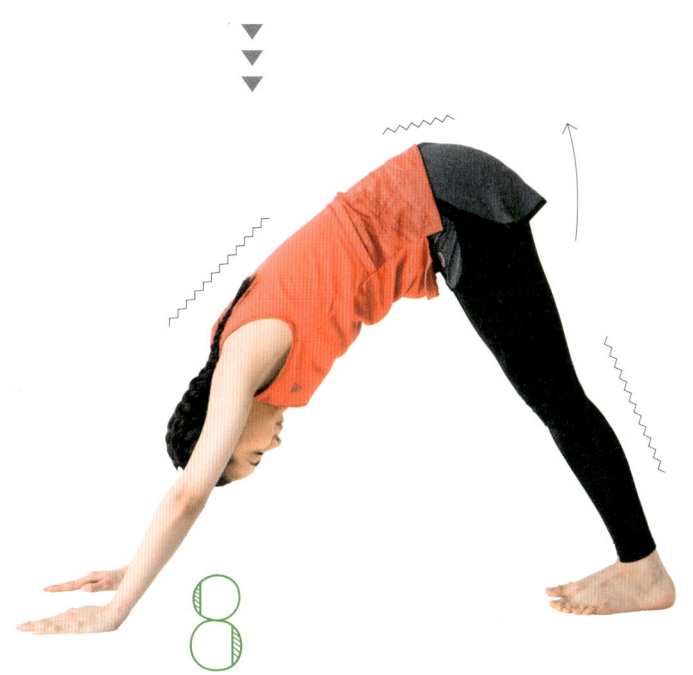

8

엉덩이를 밀어 올려 몸 뒤쪽을 늘인다

양발을 가운데로 이동하면서 엉덩이를 밀어 올린다. 견갑골 주변, 등, 허리, 다리 뒤쪽 전체가 늘어나는 것을 느끼면서 호흡을 천천히 5회 반복한다. 몸이 뻣뻣해서 자세가 힘들다면 등은 펴고 무릎을 살짝 구부린다.

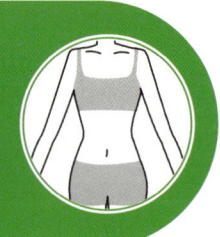

02 체지방 연소에 효과적인
체간 단련 스트레칭

골반을 들어 올리는 브리지 자세를 기본으로 다양한 동작을 접목시킨 스트레칭.
체간을 집중적으로 단련해 신체 기능을 높이고 지방이 잘 연소되는 몸을 만들어준다.

1 똑바로 누워 양팔을 머리 위로 올린다

다리는 어깨너비로 벌리고, 양팔은 만세 자세를 취한다.

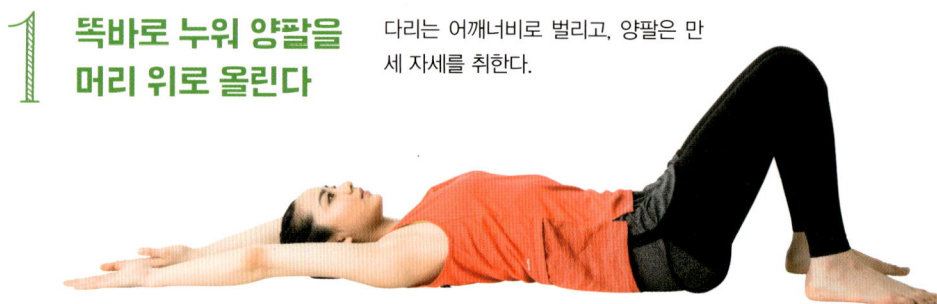

POINT 양팔을 머리 위로 올린 효과

브리지 자세에서 양팔을 엉덩이 옆이 아니라 위로 올리면 좀 더 강하게 체간을 단련할 수 있다.

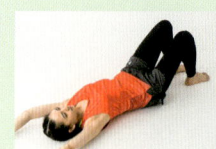

2 골반을 바닥에서 들어 올린다

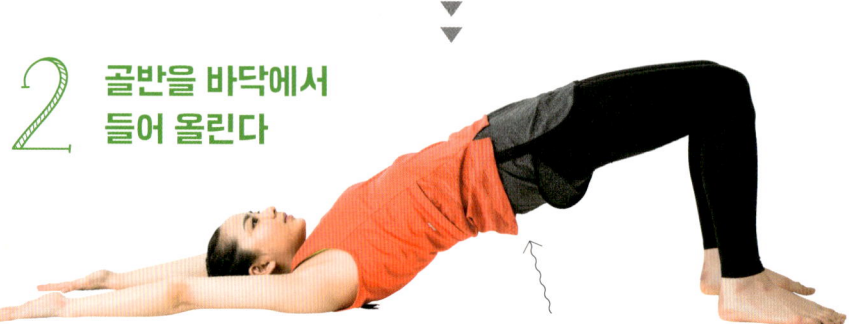

다리 힘이 아니라 엉덩이 힘으로 들어 올린다. 어깨와 무릎이 일직선이 된 지점에서 멈춘다.

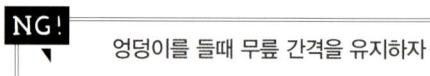

NG! 엉덩이를 들때 무릎 간격을 유지하자

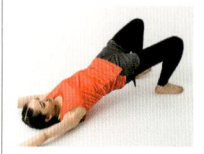

무릎이 벌어지면 몸통 심층부에 이어진 체간에 걸리는 부하가 분산된다. 무릎 간격을 반드시 유지하도록 한다.

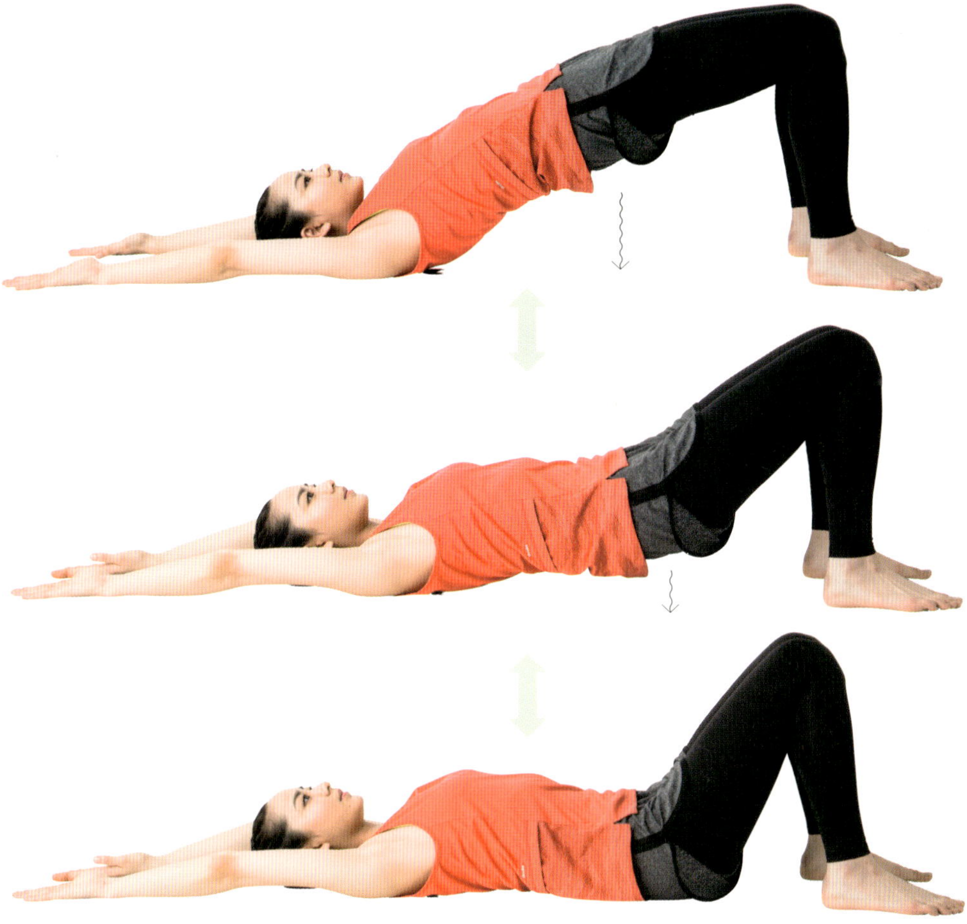

3 골반을 천천히 내린다

가슴쪽부터 바닥으로 내려 동작 1로 돌아간다. 몸의 중심인 체간을 생각하면서 동작 1~3을 5회 반복한다.

POINT 가슴쪽부터 천천히 내린다

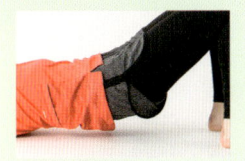

척추를 가슴쪽부터 하나씩 내린다는 생각으로 바닥에 놓는다. 힘들다고 엉덩이부터 세게 내리지 않는다.

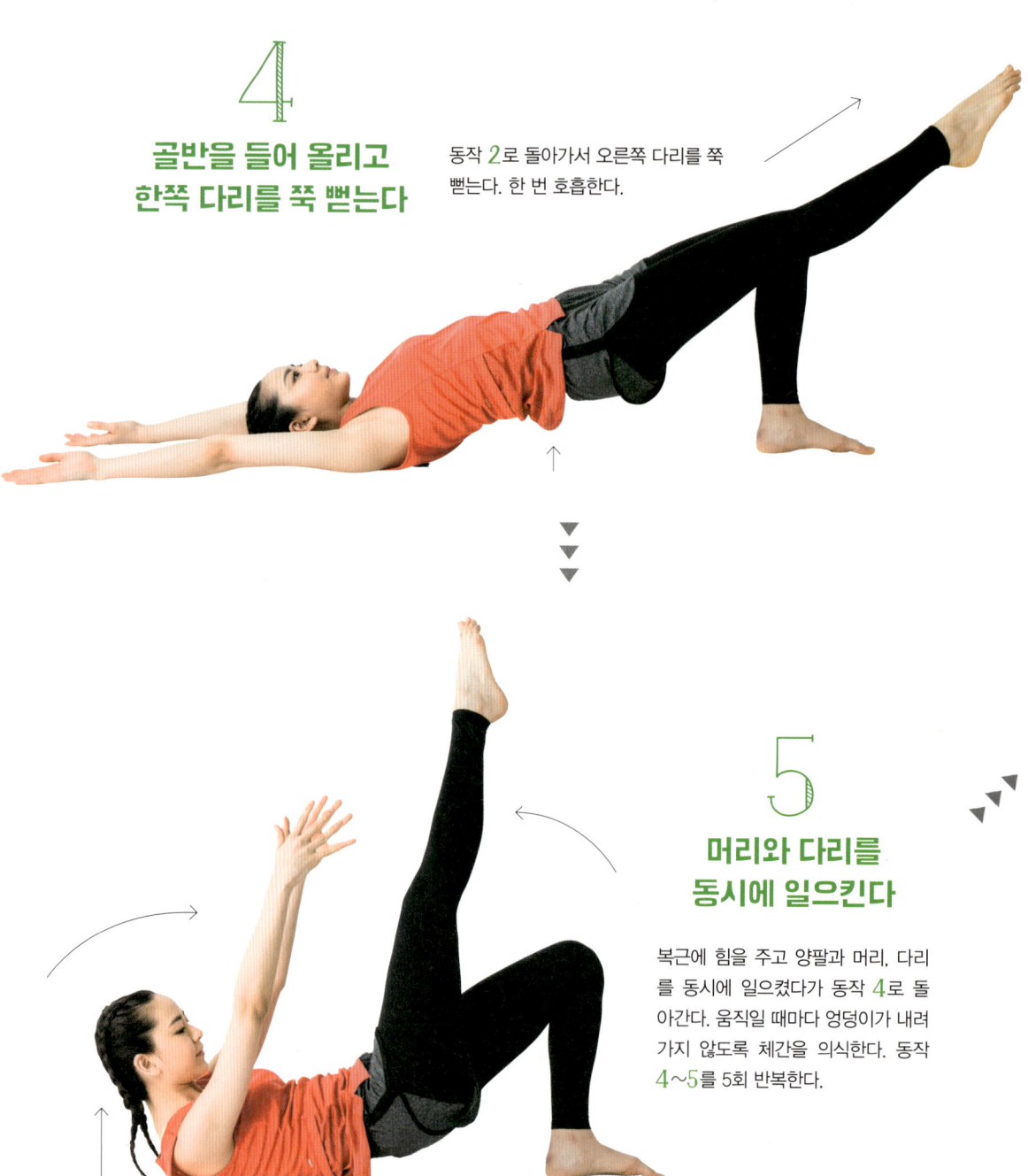

4 골반을 들어 올리고 한쪽 다리를 쭉 뻗는다

동작 2로 돌아가서 오른쪽 다리를 쭉 뻗는다. 한 번 호흡한다.

5 머리와 다리를 동시에 일으킨다

복근에 힘을 주고 양팔과 머리, 다리를 동시에 일으켰다가 동작 4로 돌아간다. 움직일 때마다 엉덩이가 내려가지 않도록 체간을 의식한다. 동작 4~5를 5회 반복한다.

6

오른쪽 다리를 위로 뻗는다

동작 4로 돌아와서 오른쪽 다리를 뻗는다.

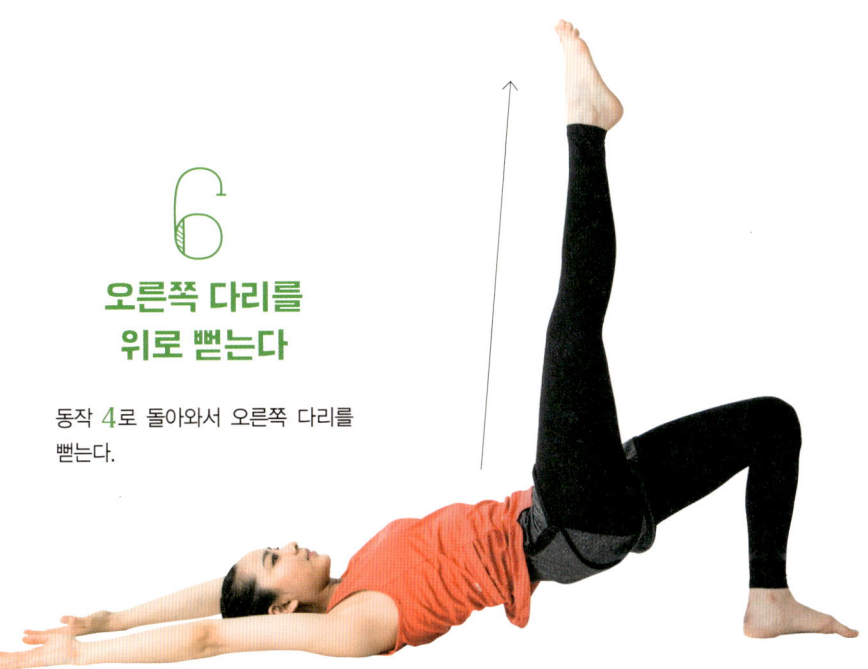

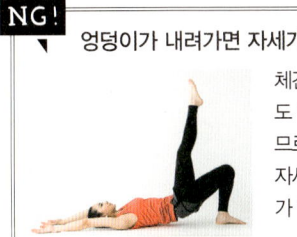

NG! 엉덩이가 내려가면 자세가 무너진다

체간이 약한 사람은 여기서도 엉덩이가 내려가기 쉬우므로 주의해야 한다. 브리지 자세가 무너지면 운동 효과가 떨어진다.

7

몸 전체를 당겨 올리고 그대로 호흡한다

오른쪽 발끝이 하늘에 가까워지는 것처럼 들어 올려 자세를 유지한다. 호흡을 5회 반복한다. 동작 1~7을 연결해서 반대쪽도 똑같이 한다.

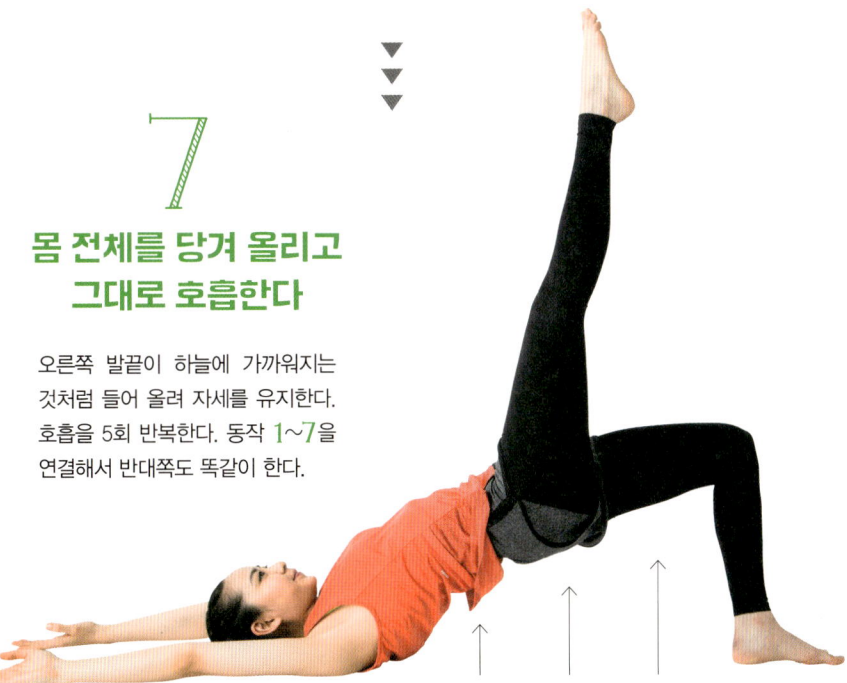

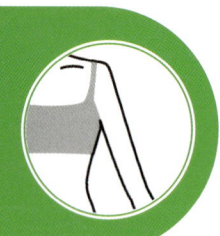

03 아름다운 상체를 완성하는
팔 스트레칭

건강미 넘치는 어깨와 팔 라인을 만들고, 엉덩이 탄력을 되살아나게 해주는 운동이다.
난이도가 있기 때문에 손목 또는 어깨에 통증이 있거나 무릎이 안 좋은 경우에는 무리하지 않는다.

1

바닥에 무릎을
세우고 앉는다

양손은 뒤를 짚고, 어깨와
가슴은 편다.

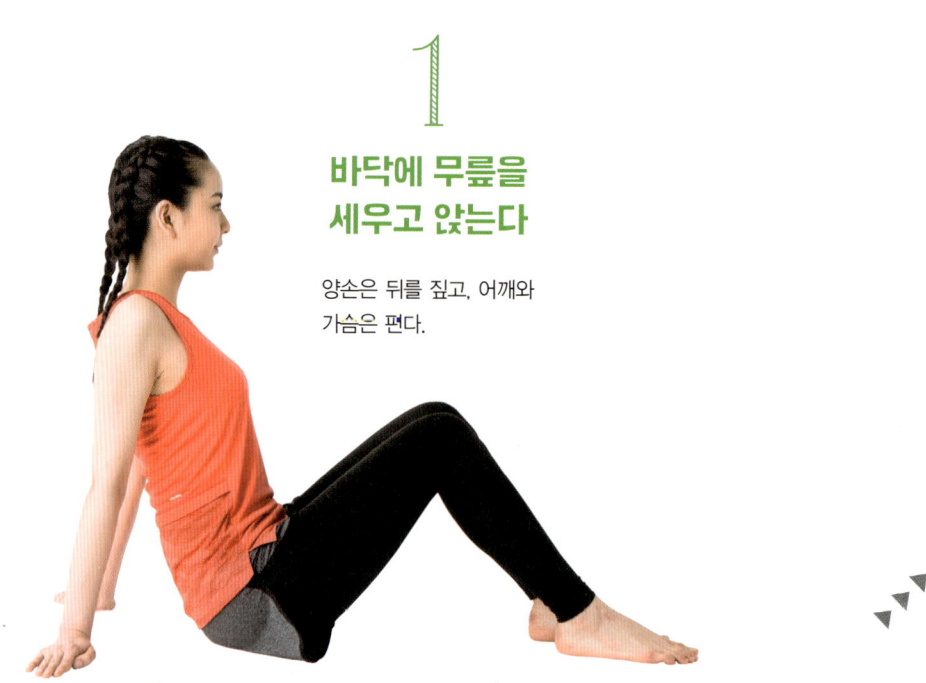

NG! 어깨를 움츠리거나 새우등을 하지 않는다

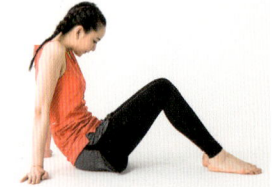

동작 1에서 새우등이 되거나 어깨를 움츠리면 팔에 부하가 걸리지 않는다. 어깨 힘을 빼고 등은 똑바로 편다.

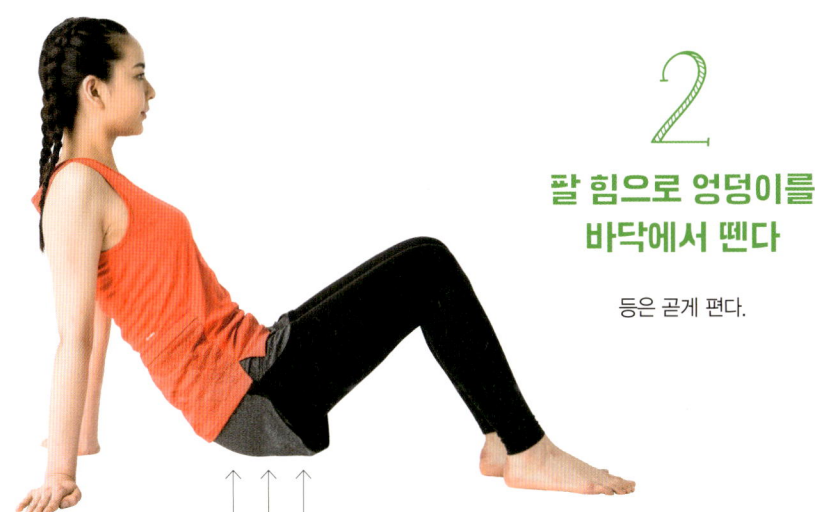

2

팔 힘으로 엉덩이를 바닥에서 뗀다

등은 곧게 편다.

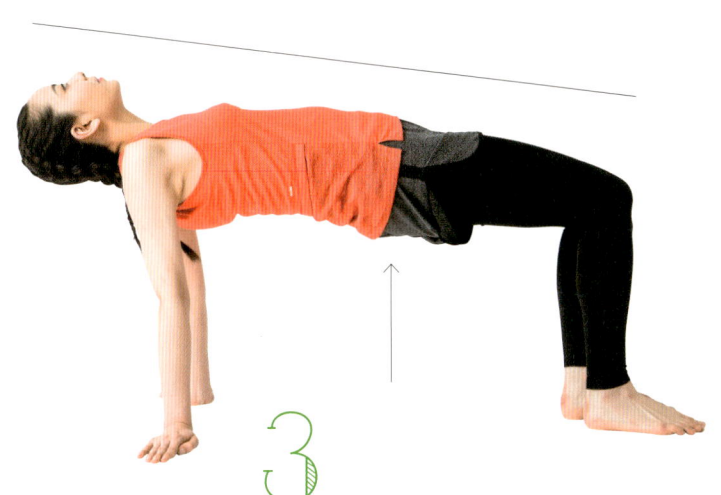

3

팔에 더 큰 힘을 주어 엉덩이를 들어 올린다

엉덩이를 조이고 고관절을 확실히 펴서 정수리부터 무릎까지 일직선이 되게 자세를 취한다.

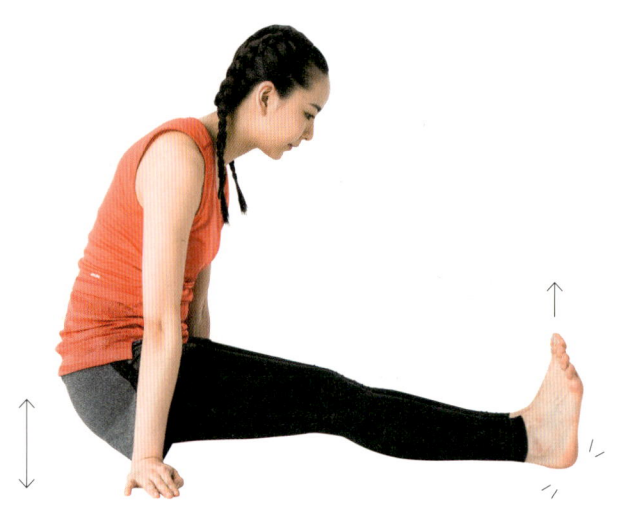

4
엉덩이를 천천히 아래로 내린다

바닥에 닿기 직전에 멈춘다. 발끝은 위를 향하고 발뒤꿈치만 바닥에 댄다. 동작 3~4를 5회 반복한다.

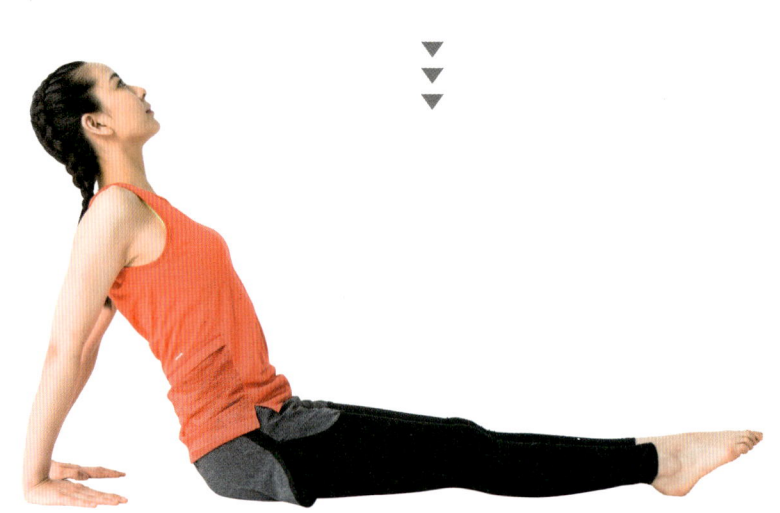

5
바닥에 앉아 양손을 뒤로 짚는다

손가락이 엉덩이쪽을 향하게 하고, 다리는 쭉 편다.

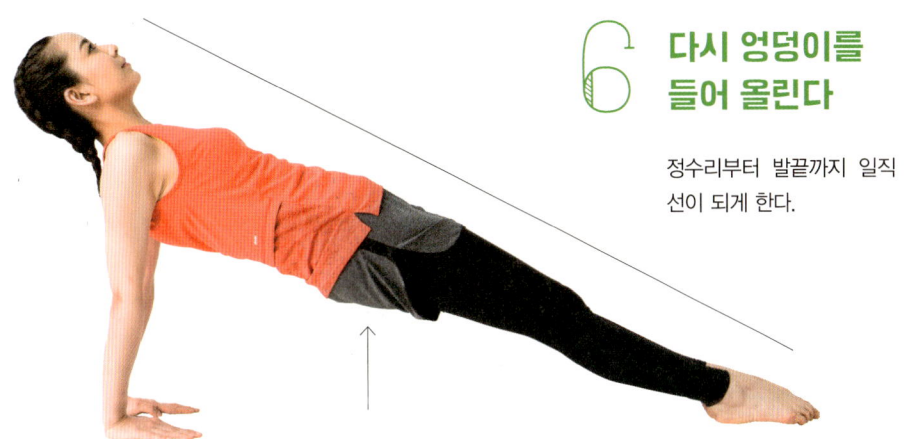

6 다시 엉덩이를 들어 올린다

정수리부터 발끝까지 일직선이 되게 한다.

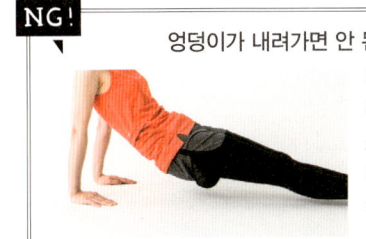

NG! 엉덩이가 내려가면 안 된다

전신을 지탱하여 엉덩이와 팔 근육을 단련할 수 있는 스트레칭이다. 엉덩이가 내려가면 힘을 쓸 필요가 없어지므로 주의한다.

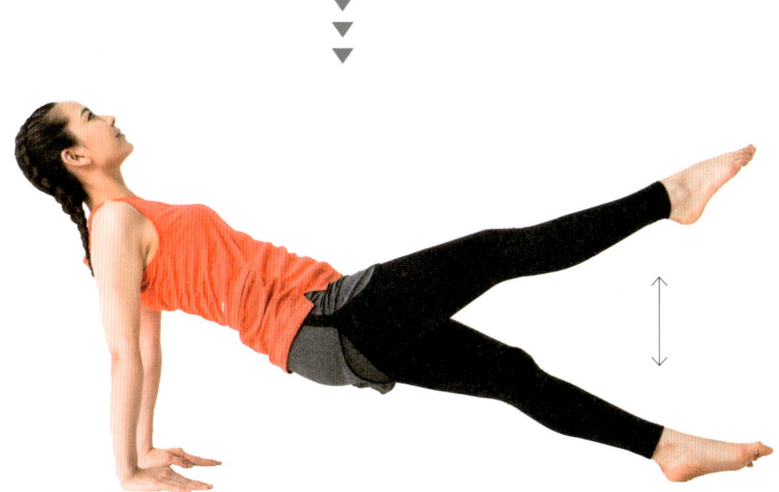

7 한쪽 다리를 위로 올렸다가 내린다

오른쪽 다리를 최대한 위로 올렸다가 천천히 내려 바닥을 터치하는 동작을 5회 반복한다. 반대쪽도 똑같이 한다.

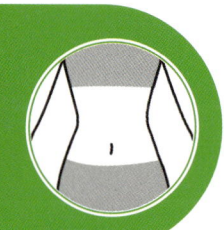

04 2주만 해도 효과가 나타나는
일자 복근 스트레칭

복부를 단련해 탄탄한 배와 잘록한 허리를 만드는 동작.
등 구르기는 복근을 강화하며 불균형한 척추를 교정하는 데 도움을 준다.

1 양팔과 다리를 앞으로 쭉 뻗는다

어깨는 힘을 뺀다.

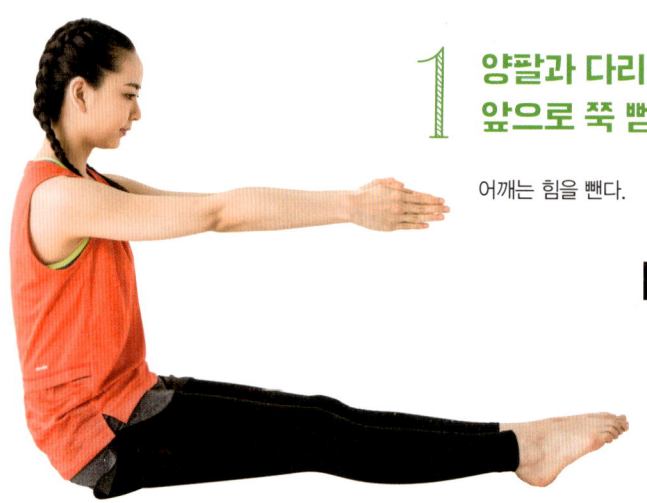

NG! 팔이 올라가면 새우등이 되기 쉽다

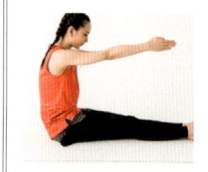

동작 1에서 팔을 올리면 어깨에 힘이 들어가서 다음 자세를 제대로 잡을 수 없다. 양팔과 다리를 평행하게 뻗는 게 포인트다.

2 배꼽을 당겨 척추가 C자 커브를 그리게 한다

배꼽을 등에 붙인다는 느낌으로 배를 집어넣는다.

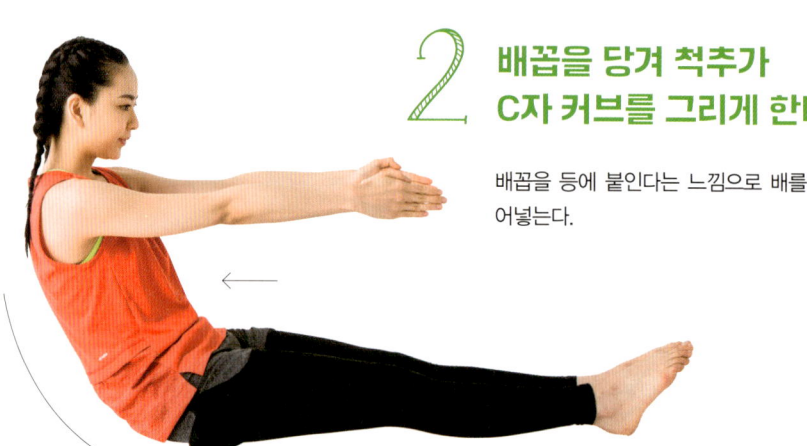

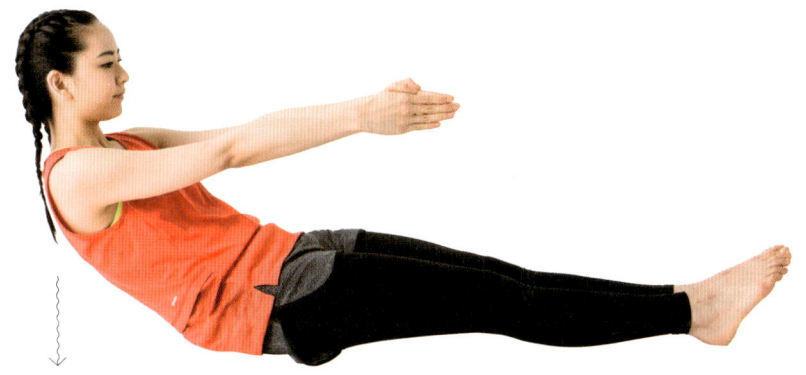

3
상체를 천천히 뒤로 눕힌다

꼬리뼈부터 차례대로 척추를 바닥에 놓듯이 상체를 눕힌다. 입으로 숨을 내쉬면서 천천히 동작한다.

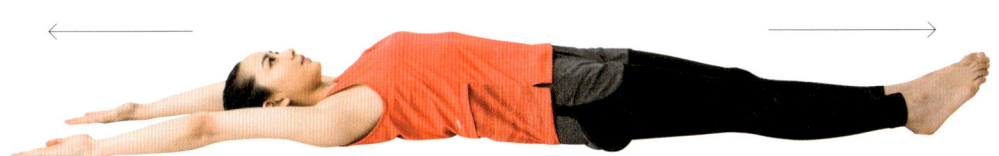

4
천장을 보고 누워 전신을 쭉 편다

숨을 전부 내쉰 시점에서 만세 자세로 눕는다. 손과 발을 위아래에서 잡아당기는 느낌으로 몸을 시원하게 늘인다. 동작 1~4를 5회 반복한다. 몸을 모두 바닥에 눕히는 게 힘들면 일으켜 세울 수 있는 정도까지만 진행한다.

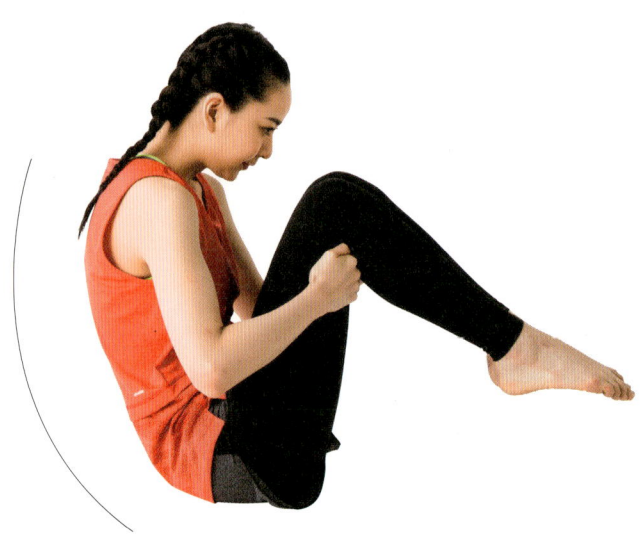

5
등을 구부려 몸을 공처럼 만든다

동작 1로 돌아가서 무릎 뒤를 양손으로 잡는다. 양발을 들어 올리고 중심을 조금씩 뒤로 이동시키며 작은 공이 된 듯한 자세를 취한다. 시선은 발끝을 향한다.

6
숨을 들이마시면서 몸을 뒤로 눕힌다

척추를 하나씩 바닥에 댄다고 생각한다.

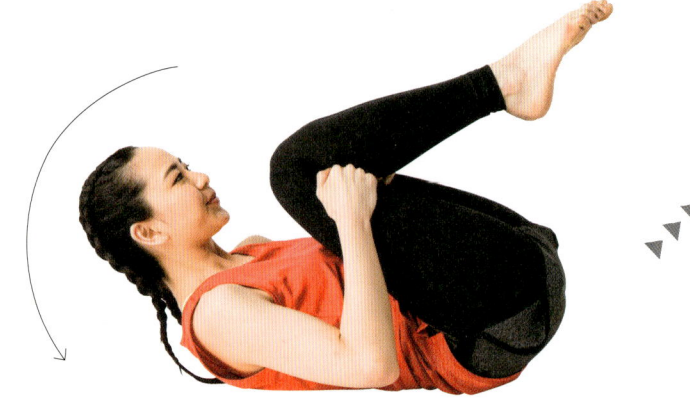

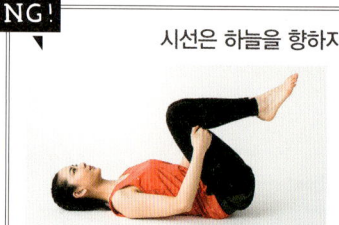

NG! 시선은 하늘을 향하지 않는다

뒤로 누웠을 때 하늘을 향하면 후두부가 바닥에 닿기 때문에 일어나기 어렵다. 끝날 때까지 시선은 발끝을 향한다.

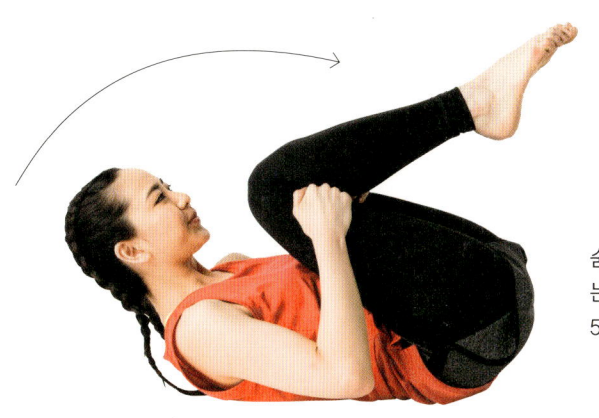

7
복근의 힘으로 몸을 일으킨다

숨을 내쉬면서 일어나 양발이 떠 있는 상태를 유지한다. 동작 5~7을 5회 반복한다.

8
양발이 들린 자세를 유지한다

자세를 유지하고 균형을 잡는다. 등 구르기는 건강한 척추를 위해 마사지하듯 매일 하면 좋다.

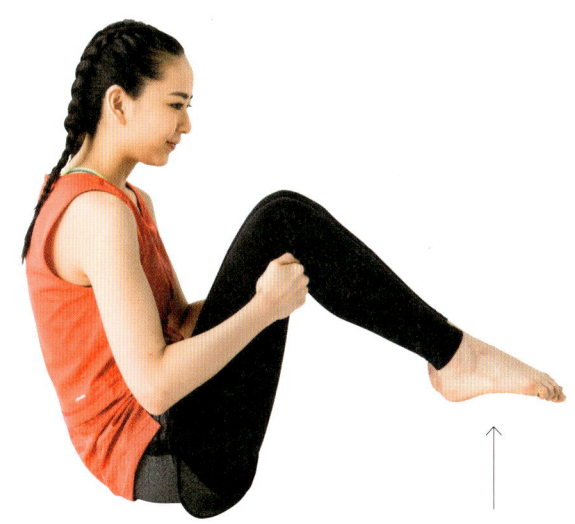

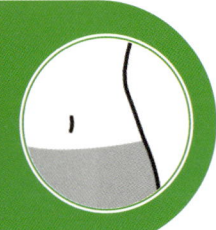

05 매끈한 골반 라인을 만드는
사이드 스트레칭

몸통 측면을 최대한 늘이면서 허리와 골반, 옆근육들을 자극하는 동작.
허리를 잘록하게 하고 군살 없는 골반 라인을 만들어준다.

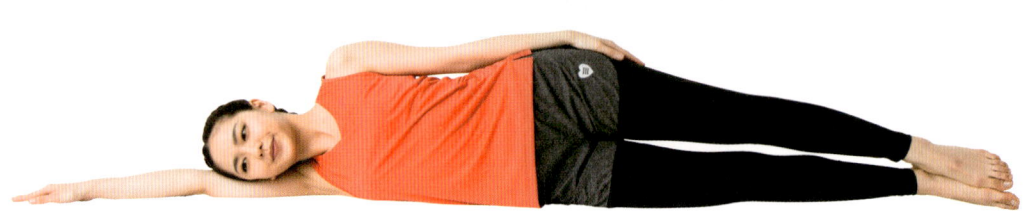

1 다리를 붙이고 옆으로 눕는다

머리는 오른쪽 팔에 올리고, 왼쪽 팔은 엉덩이에 붙인다.

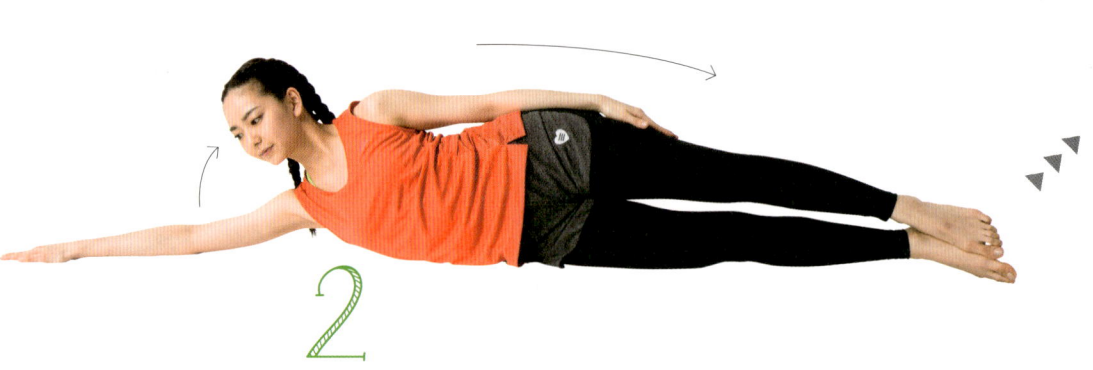

2 왼팔을 발끝으로 뻗으면서 머리를 들어 올린다

복근의 힘만으로 상체를 들어 올리는 것이 포인트다. 왼쪽 옆구리를 의식하면서 동작 1~2를 5회 반복한다.

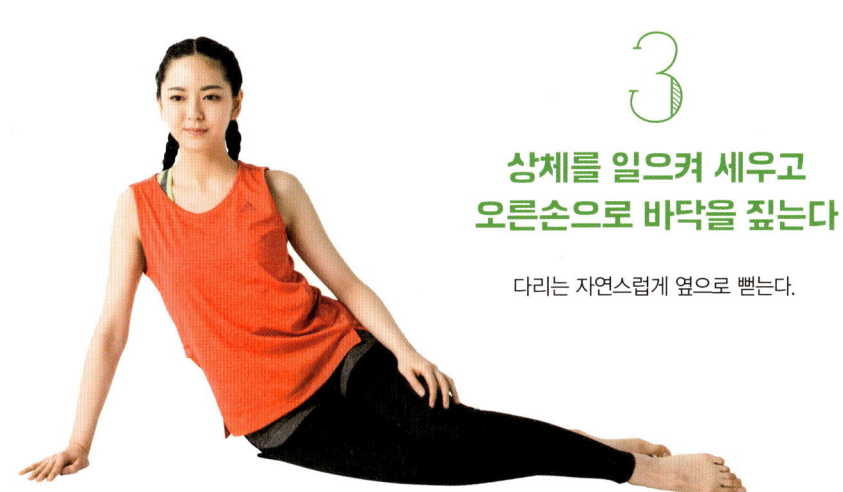

3
상체를 일으켜 세우고 오른손으로 바닥을 짚는다

다리는 자연스럽게 옆으로 뻗는다.

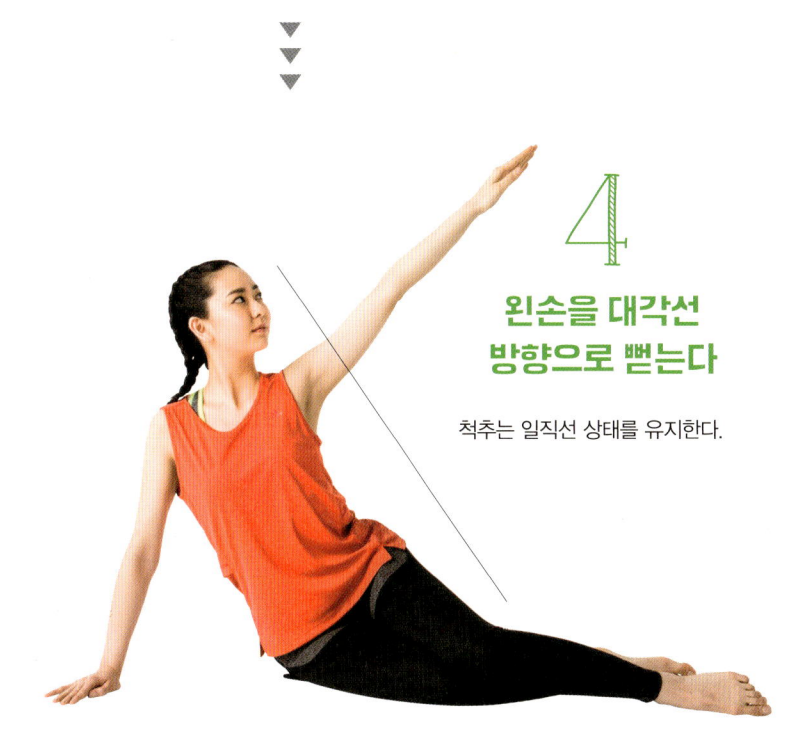

4
왼손을 대각선 방향으로 뻗는다

척추는 일직선 상태를 유지한다.

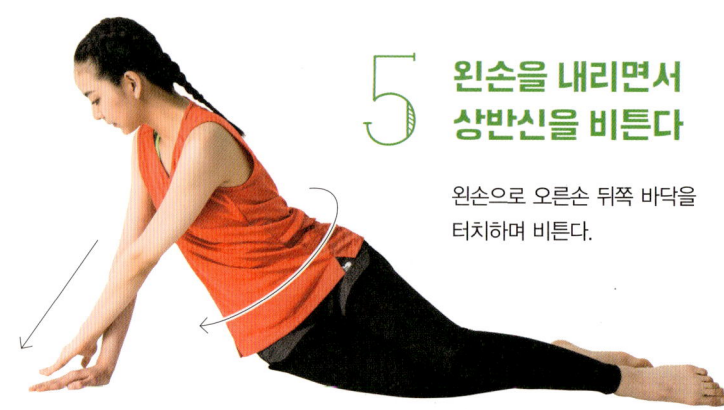

5 왼손을 내리면서 상반신을 비튼다

왼손으로 오른손 뒤쪽 바닥을 터치하며 비튼다.

> **POINT** 시선은 손끝을 향하고 척추는 일직선으로 편다
>
> 척추를 구부리면 옆구리에 부하가 걸리지 않으므로 주의한다. 시선은 움직이는 손끝을 따라간다.

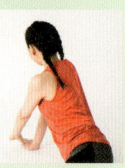

6 상반신을 비트는 동작을 반복한다

천천히 호흡하면서 동작 4~5를 5회 반복한다.

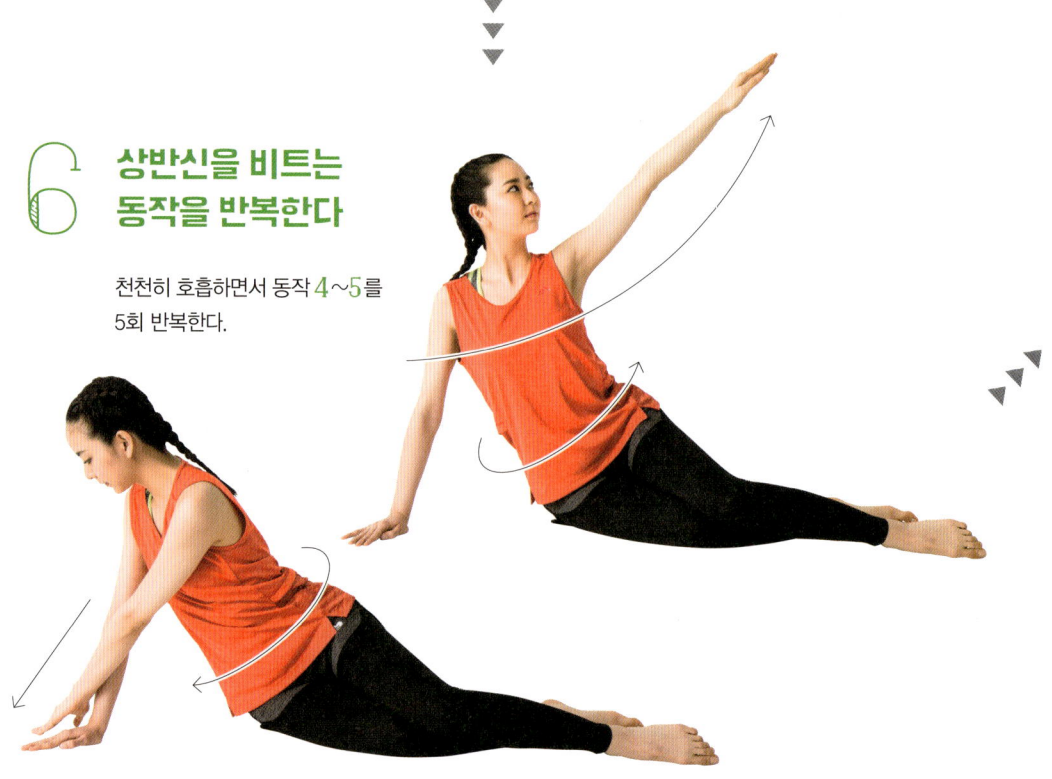

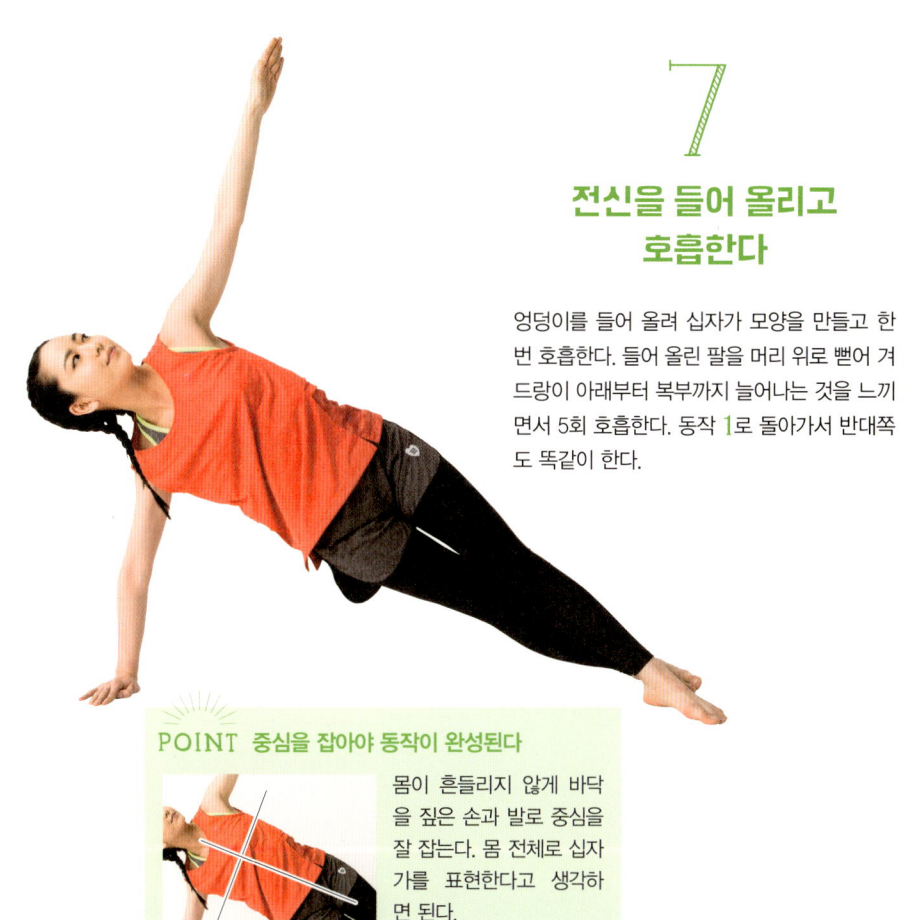

7
전신을 들어 올리고 호흡한다

엉덩이를 들어 올려 십자가 모양을 만들고 한 번 호흡한다. 들어 올린 팔을 머리 위로 뻗어 겨드랑이 아래부터 복부까지 늘어나는 것을 느끼면서 5회 호흡한다. 동작 **1**로 돌아가서 반대쪽도 똑같이 한다.

POINT 중심을 잡아야 동작이 완성된다

몸이 흔들리지 않게 바닥을 짚은 손과 발로 중심을 잘 잡는다. 몸 전체로 십자가를 표현한다고 생각하면 된다.

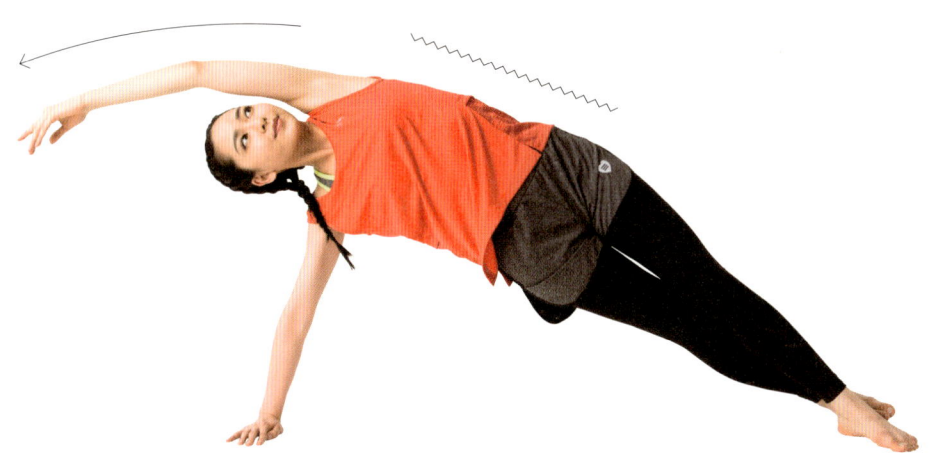

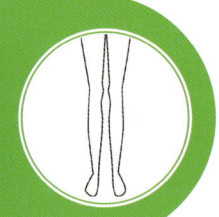

06 곧고 쭉 뻗은 각선미를 만드는
다리 스트레칭

다리를 들어 올려 다양하게 움직이는 운동으로 힘든 만큼 효과가 크다.
다리 속근육이 강화되어 매력적인 하체 라인을 만들 수 있다.

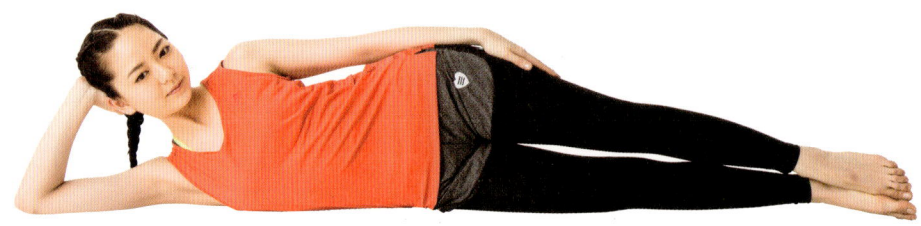

1 옆으로 누워서 손으로 머리를 받친다

다리는 쭉 뻗어 붙인다.

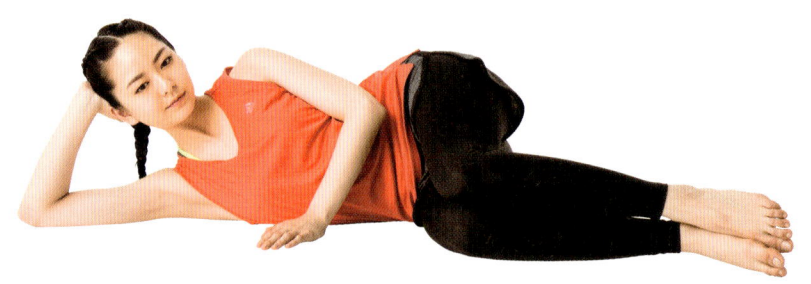

2 다리를 구부려 배꼽 위치까지 당긴다

머리를 받치지 않은 손은 가슴 앞에 둔다.

3 다리를 쭉 펴서 위아래로 움직인다

위쪽 다리를 펴서 위로 올렸다 내리는 동작을 10회 반복한다.

4 다리를 안쪽으로 돌린다

최대한 높이 뻗어서 크게 돌리기를 10회 반복한다.

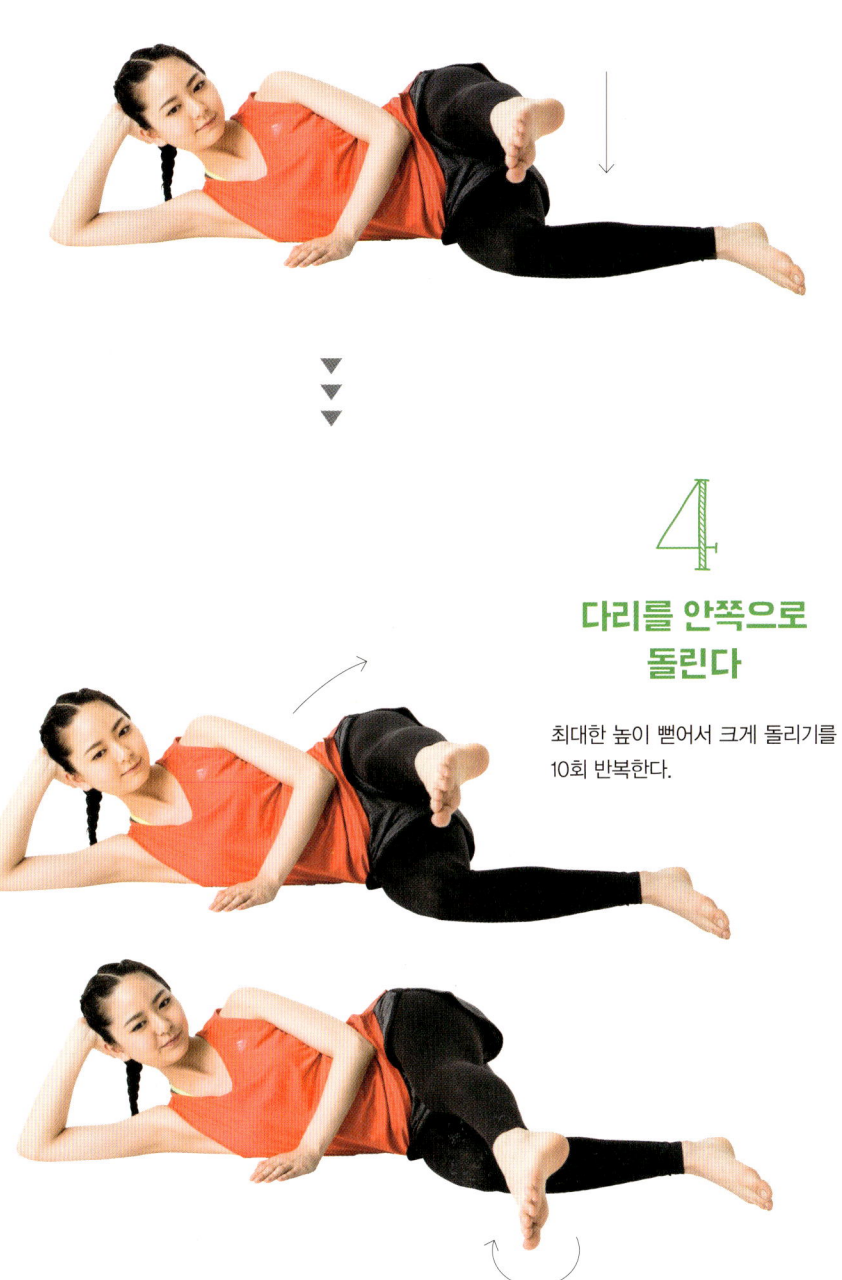

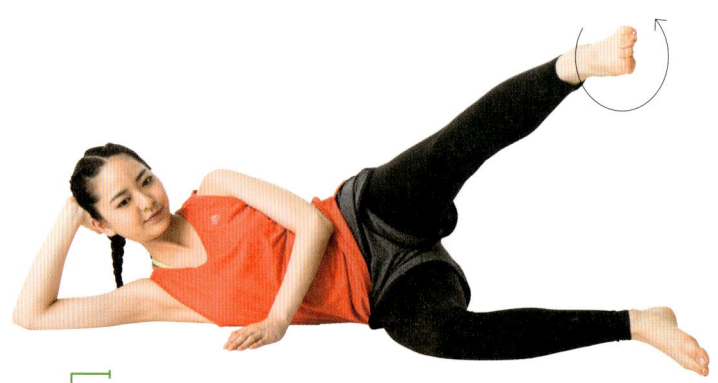

5
다리를 바깥쪽으로 돌린다

같은 방법으로 돌리기를 10회 반복한다.

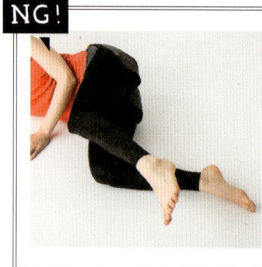

NG! 무릎을 구부리면 효과가 없다

다리를 안쪽, 바깥쪽으로 돌릴 때 무릎은 쭉 펴야 한다. 무릎을 구부리면 다리 근육을 사용하지 않게 되므로 효과가 없다.

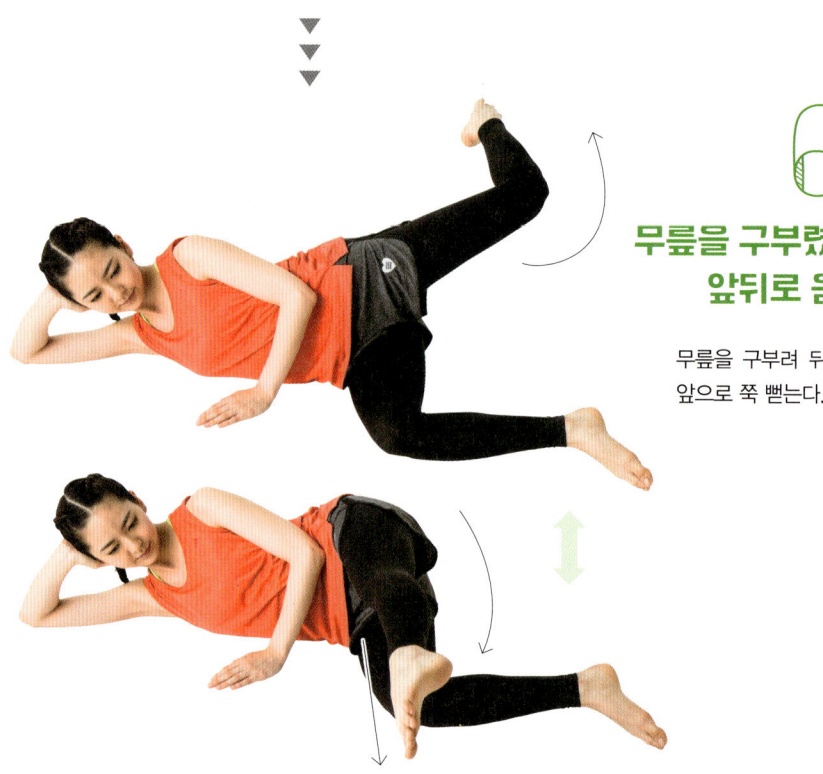

6
무릎을 구부렸다 폈다 하며 앞뒤로 움직인다

무릎을 구부려 뒤쪽으로 당겼다가 앞으로 쭉 뻗는다. 10회 반복한다.

7
몸을 일으켜 뭉친 다리를 풀어준다

들어 올리고 있던 다리의 무릎을 끌어안아 몸쪽으로 천천히 당긴다. 엉덩이와 다리 뒤쪽의 근육이 늘어나는 것을 느끼면서 호흡을 5회 반복한다. 동작 **1**로 돌아가서 반대쪽 다리도 똑같이 한다.

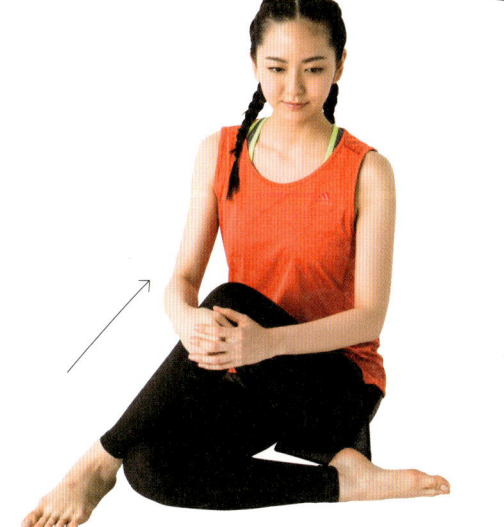

POINT 호흡하면서 근육의 이완을 느껴보자

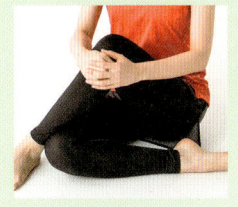

몸이 뻣뻣한 사람은 다리를 몸쪽으로 당길 때 아플 수 있다. 무리하지 말고 가능한 만큼 엉덩이와 다리 근육의 이완을 느껴본다.

Karada Ga Katai Hito Hodo Umaku Iku! 2 Shukan De Yaseru Stretch
Copyright © 2017 by Kiyoka Wada
Original Japanese edition published by Takarajimasha, Inc.
Korean translation rights arranged with Takarajimasha, Inc.
through Danny Hong Agency.
Korean translation rights © 2021 by Luminous Books

이 책의 한국어판 저작권은 대니홍 에이전시를 통한 저작권사와의 독점계약으로 도서출판 루미너스에 있습니다.
저작권법에 의해 한국 내에서 보호를 받는 저작물이므로 무단전재와 무단복제를 금합니다.

아무리 게을러도
스트레칭은 해야 한다

초판 1쇄 발행 2021년 3월 10일
-
지은이 와다 기요카
펴낸이 장재순
-
펴낸곳 루미너스
주소 경기도 고양시 덕양구 덕수천2로 150(동산동), 207동 402호
전화 02-6084-0718
팩스 02-6499-0718
이메일 lumibooks@naver.com
블로그 blog.naver.com/lumibooks
출판등록 2016년 11월 23일 제2016-000332호
-
디자인 나이스에이지(강상희)
인쇄 (주)상식문화

ISBN 979-11-9737-660-3 13510

* 이 책은 저작권법에 따라 보호받는 저작물이므로 무단 전재와 무단 복제를 금지하며,
  이 책 내용의 전부 또는 일부를 이용하려면 반드시 저작권자와 루미너스의 서면 동의를 받아야 합니다.
* 잘못된 책은 구입처에서 바꾸어 드립니다.
* 책값은 뒤표지에 있습니다.